U0142126

病老是看不好嗎？

你是否飽嚐一再換藥卻得不到療效，或是不斷換醫師卻找不到病因的痛苦？
病好不了，是誤診誤治惹的禍？只要找對醫師吃對藥，就一定有療效？

另類醫學臨床寶典（二）

找對醫師吃對藥

FIND THE RIGHT WAY FOR HEALTH

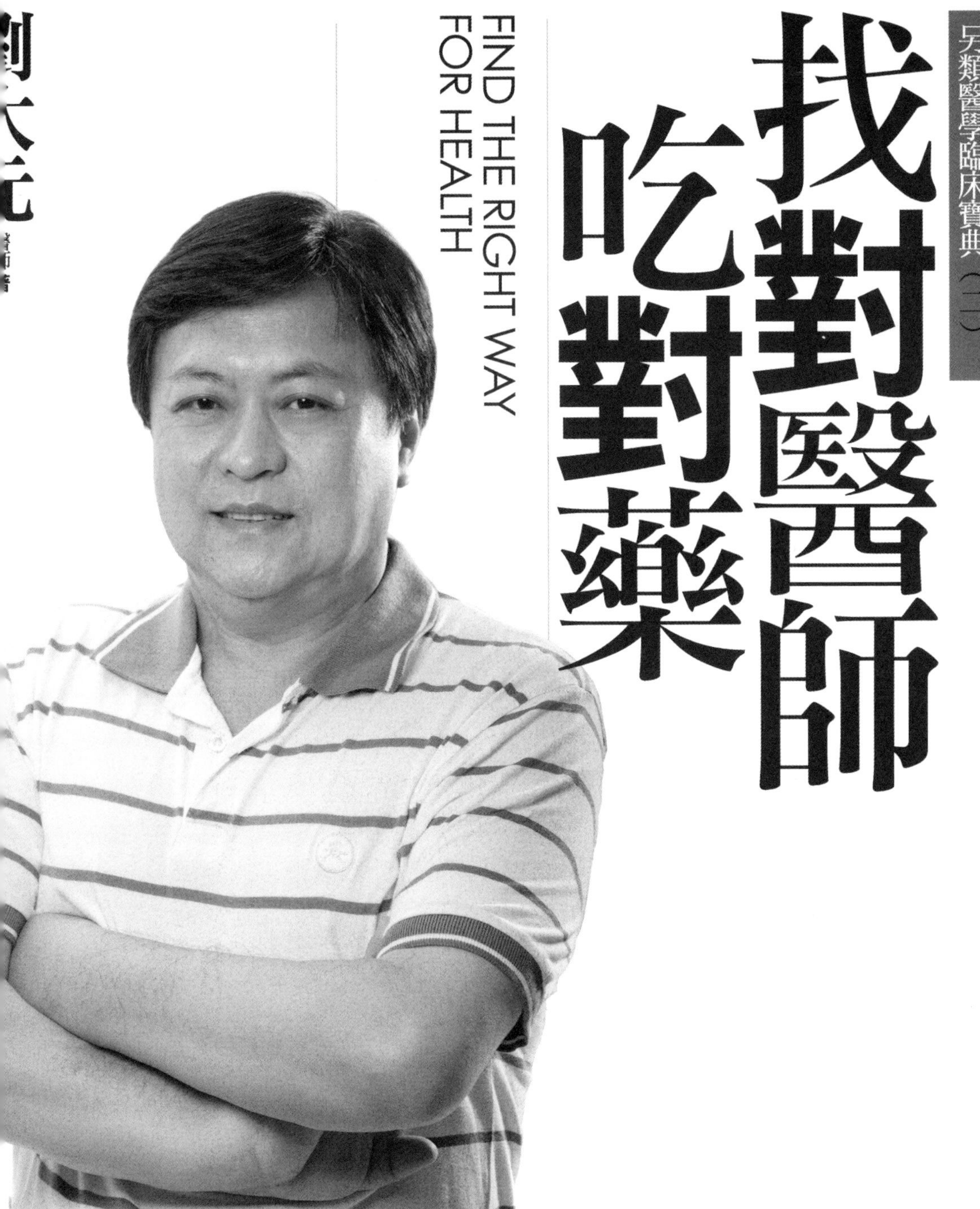

推薦序

另類醫學有助於臨床上不易解決的症狀

前高雄榮民總醫院心臟內科主治醫師
及加護病房主任　林少琳

由於和劉大元醫師一起做了為期一年多有關「螯合療法與心臟血管疾病」相關之臨床醫學研究，與劉醫師有許多貼近的接觸，我才對「傅爾電針」與「藥物診斷學」在臨床醫學上的應用有更多瞭解。

在這段期間，我曾看到一位下背痛的同仁，經劉醫師以另類整合醫學方法——包括芳香療法、磁療法、經絡刮痧及脊椎正位等方法，治療兩次之後就大大減輕了疼痛。另有一位因急性心肌梗塞而接受血管支架放置術之患者，需要使用抗血小板劑及抗凝血劑治療，在治療期間，患者因攝護腺肥大與小便不順，接受導尿管置放；第二天，患者想將導尿管拔除，結果造成血尿，即使停掉抗凝血劑，血尿仍不停止。由於不能停抗血小板劑，我便請劉醫師幫忙看看，有何方法可以停止血尿；劉醫師使用傅爾電針幫助這位患者選取不會影響心臟的適當止血針劑，發現transamine應對此患者有幫助。我們為患者一天打兩支transamine，隔日下午，他的血尿就停止了。

印象最深刻的是，有位中風患者原本左手、左腳側癱，經過劉醫師以磁療法與醫學芳香療法，配合中醫經絡刮痧後，不到二十分鐘的時間，居然當場就可以舉起手和腳。再經過劉醫師兩次的治療後，這位中風患者已經可以從病房走到護理站，再轉身走回病房。

另有一位糖尿病患者，使用口服藥加上注射胰島素後，血糖仍然居高不下，經劉醫師用傅爾電針和藥物診斷學方法來選擇及調整藥物，後來居然可以停掉胰島素注射，僅用口服藥物，包括一些抗免疫藥物，便可將血糖控制好，而且血糖及糖化血色素之數值比以前更好。

經由這幾個病例，讓我對另類醫學整合療法有更多瞭解，因而覺得另類醫學對某些臨床上不易解決的症狀或許有所幫助。更難得的是，劉醫師在百忙之中，還能在學校授課、參與醫學研究，邀請同好成立「另類醫學醫學會」推廣另類醫學，並寫書幫助更多的社會大眾瞭解與認識另類醫學。

這本新著作《找對醫師吃對藥》，藉由患者的角度看疾病的問題，對如何找對醫師、瞭解服藥的常識、如何把關自己的健康等，有諸多著墨。另外，也介紹傅爾電針及藥物診斷學的說明與臨床運用，並有許多精彩臨床個案的經驗分享，我誠摯地推薦此書，並希望讀者能因為讀過這本書，從此找對醫師吃對藥，早日過著身心健康的生活。

林少琳

推薦序

為人類健康
尋找另類醫學的哲學家

環球科技大學創辦人　許文志

劉大元醫師是環球科技大學兼任教授，在通識教育領域開講「醫學與人生」，在美容造型設計系主講「美容醫學」、「美容生技概論」……等專業課程，都很受學生的喜愛和敬重。

多年前，劉大元醫師送我一本他的大作《你不可不知的另類健康法》，拜讀過後我很受感動，因劉醫師花二十多年時間從事學習醫學，先學西醫、後學中醫，然後推動中西醫學整合，從主流西醫走進另類醫學互補的醫療世界，並擔任中華另類醫學醫學會、中華螯合療法醫學會、中華醫學芳香療法醫學會等三醫學會理事長，可見劉醫師從醫學理論之探討到實踐醫療原理、尋求另類醫療方法，皆涉入廣泛實驗領域的研究，並整合醫療資源，做最有效的處方，為千萬患者開啟另一道希望的大門。

劉大元醫師的新著《找對醫師吃對藥》，強調許多另類醫學療法不只可以彌補主流醫學的不足，甚至可以做為治療疾病的另一個選擇。「方法越多，效果越好」。

十幾年前，我曾到臺大醫院做體檢，當時臺大醫院副院長王正一博士，送我一本他的大著《健康快樂100歲》，將他累積三十年的醫療專業知識編輯成書，書中強調現代人活得長壽不是問題，活得健康、活得快樂，才是學問。在他書中有一節提醒患者，「藥不能吃太多，要吃對藥」，與劉大元醫師的《找對醫師吃對藥》前後驗證，有異曲同工之妙，真是相得益彰。王正一博士建議大家，不吸菸、不喝酒、定時定量飲食、定時運動、定時睡眠，常保持喜悅就是平安的心情，就是保持健康的最好良方。

劉大元醫師在新著《找對醫師吃對藥》中，大多以一問一答的對話方式呈現，讓醫師、患者及一般健康大眾，讀來輕鬆親切。多年來，劉醫師以溫暖感人的細心及用心醫療方法，逐步向上提升健康層次，從醫療、醫術、醫德去掌握主流醫學的功能，尋找另類醫療的手段，謙虛地以患者為師，從「心」學習，接受每位患者不同「個案」的挑戰，重點在於不放棄任何一位患者的最後一線希望，這樣熱愛生命，熱愛另類醫學的用心，令人無限敬佩感心。

劉大元醫師從「理性」的主流醫學，勇敢自信地為了患者的健康而大步邁向「靈性」的另類醫學織夢大道，真像一位尋找另類醫學新大陸的「醫學哲學家」，努力開創另類醫學的附加價值。

我不是學醫的，無法一一將內心的感動表達於外，只能深深祝福劉大元醫師，流汗撒種的，必歡呼收割。

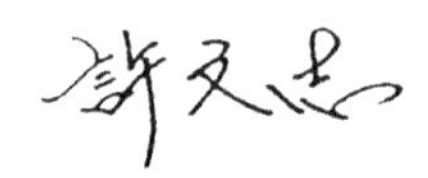

推薦序

劉醫師是好醫師

中國醫藥大學暨附設醫院榮譽教授　張永賢

劉大元是位好醫師，不只自己認真學習醫學，希望患者早日恢復健康。他更希望醫師同業也能學習他的方法，因為他深深體會到自己的看診人數有限，若同道能學習他的好方法，就能幫助更多患者。他不藏私，寄望普渡眾生，為「傳道、授道、解惑」的良師。

劉醫師的好方法，來自他擁有很好的西醫基礎及臨床經驗，同時又前往中國醫藥大學推廣教育中心學習中醫藥，此外也研究所謂的「另類醫學」。劉醫師將多年累積的豐富臨床經驗及心得，熱心寫書與朋友分享，之前出版了《你不可不知的另類健康法》，如今又出版《找對醫師吃對藥》來推動另類醫學，分享他使用另類醫學治療患者的經驗，讓大眾能更加認識另類醫學治療的過程及效果。同時，劉醫師也用心思考國人十大死因與預防醫學，提醒民眾早期診斷、早期治療，把握治病的黃金時間，以永保健康。

劉醫師學習德國傅爾醫師從針灸經絡研發的傅爾電針穴位電檢法（EAV），對症下藥，並採取中西醫結合的優點，「以病人為中心」的目標，尋求對病人最有利的醫療方法，即是「結合醫學」（Integrative Medicine）。「結合醫學」重視醫師和患者的關係，著眼患者整體，給予最佳的健康維持方法和豐富多樣性的治療系統。

1991年，美國哈佛大學埃森教授（Prof. David Einsenberg），因觀察到美國人生活在擁有現代醫學的國家，為何還會尋求傳統醫學，以致他展開全國性的調查研究，發現36%的美國人會接受傳統醫學，經發表論文登載於《新英格蘭醫學雜誌》（New Eng J Med 1993, 328[4]: 246-252），促使美國國家衛生研究院（NIH）成立「另類醫學辦公室」（Office of Alternative Medicine, OAM）。所謂「另類醫學」，即醫學院未教、醫學中心未設立的醫學。

本以為探討三至五年，即可大膽宣稱另類醫學無效。但在1997年再做調查，竟然發現尋求另類醫學的人數不減反增，從36%增加至42%，特別是癌症患者甚至達到72%，這篇論文登載於《美國醫師學會雜誌》（JAMA 1998, 280[18]: 1569-1575）。這時，美國國家衛生研究院認為另類醫學可擴展為「互補另類醫學」（Complementary & Alternative Medicine, CAM），因此將「另類醫學辦公室」擴大為「國家互補另類醫學中心」（National Center for CAM, NCCAM），並提供研究經費，有不少醫學院及醫學中心加入研究團隊。

1999年，首先由美國八所大學醫學院及醫學中心發起「結合醫學聯盟」，2000年正式命名為「結合醫學學術健康聯盟」（The Consortium of Academic Health Center for Integrative Medicine, AHCIM），目前美國有五十個大學醫學中心、加拿大四個大學醫學中心加入，網址為www.imconsortium.org。2012年5月15～18日在美國奧勒岡州波特蘭市舉行結合醫學高峰會議，2013年10月29～31日則在伊利諾州芝加哥市舉行。

每年歐洲地區也會舉辦「歐洲結合醫學大會」（ECIM）。2012年9月21～22日在義大利佛羅倫斯市舉行第五屆歐洲結合醫學大會，2013年10月4～5日則在德國柏林市舉行第六屆會議。

臺灣在《醫師法》廣義的醫師定義，包含西醫師、中醫師及牙醫師，其有漫長高等教育基礎及臨床醫學教育，而且經過國家考試院高等考試通過，以致我們有健全的教、考、用、訓、保、管等制度。中華民國整合醫學會成立至今二十年（1993～2013年），我們應可將傳統醫學現代化及中西醫結合，並發揚光大於國際，造福人類健康與福祉。今劉大元醫師出版《找對醫師吃對藥》書，樂為序。

張永賢

推薦序

為患者設身處地著想的整合醫療服務

國際醫學科學研究基金會祕書長　崔玖

筆者投身整合中西醫、傳統現代醫學以來，已是三十一個年頭，在這漫長的歲月中，從「學習」到「實習」，「服務」到「研發」，遇過許多困難，也越過了許多困境，高興的是，結識了不少的同路人。從前是以自己的醫學長輩為主，後來是同輩，現在是年輕有為的時代菁英。

結識本書作者是在近二十年前，他還在雲林做專科醫師的時期，我剛從德國引進一套能測試身體「能量」的儀器，並且研發一套能在西醫專業中幫助記錄身體「能量變化」的服務方式。正巧劉醫師的舅舅在劉醫師的教導與背書下，作為這套儀器的代理人，我們可以說同時在雲林及臺北開始用「傅爾電針」做醫療服務，也因此有機會旁觀劉醫師一路走來辛勤開發出來的「整合醫療服務」，而且有幸為他做介紹。

在本書的前端，作者是以一位醫者的角度來對患者或準患者做忠告。可貴的是，他以自己得心肌梗塞被治療的實例來追溯種種被治療時的感受，不但生動，也立刻拉近了作者及讀者的距離。

從章節的區分看來，他先大略介紹目前中、西醫師執業分類的職掌，並幫助讀者找到適合自己病情的療法，以免有錯誤的盼望。第二章，他直接介紹了我與他同路研究多年的「能量醫學」，並且詳盡敘述這項涵蓋中西傳統與現代醫學長處的醫療照護方式。這套照護方式的內涵，不僅是提供疾病診斷治療的實務協助，也包括了預防疾病、養生抗老等多元化的服務。第三章，他周詳介紹了一般大眾會「吃錯藥」的原因及糾正方法，或是為了一些偏見而未能及時吃對藥可能發生的遺憾，內容包括西藥、中藥及一些普遍流行的健康食品。

在第四章中，他提醒大家：每個人都有的免疫力，它不僅是防病的利器，也是自癒的工具；更特別提醒，人人生畏的過敏現象，事實上是身體最忠實的警號，提醒我們避開不友善的環境，及不合適自己的食物、衣物等。最後一章，作者列出了十八位患者接受整合醫療診治的經過及效果。他詳細描述了對每一位患者服務的經過及結果，這些描述的特色是：他並沒有吹噓自己診治的神效，只忠實描述當時自己對求診者設身處地的種種考量，甚至於對其中一位拒收兩次，因為可能有對其病情更適合的同業可以找。

這些由衷的忠告構成了本書最大的特點，希望讀到這本書的人珍惜這個福分，也高興自己能先睹為快，為這本書做介紹。

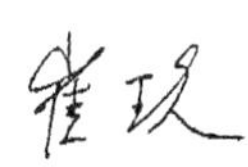

推薦序

中西醫有效結合
可以提升醫療福祉

中國醫藥大學校長　黃榮村

劉大元醫師在2009年出版《你不可不知的另類健康法》，相當受到患者的青睞，現在又出版《找對醫師吃對藥》，不厭其煩地替有需要的患者及他／她們的家屬親人，提供最切實際的協助，真是一位有專業又熱情的中西醫整合醫師。大元醫師是陽明大學醫學系畢業的高材生，執業多年之後，因為機緣巧合，也因為他一心想替患者多做一些醫療效益的提升工作，曾在中西醫整合與中醫現代化的發源地——中國醫藥大學，做過相當程度的深入研習，也與我早期認識的朋友鍾傑醫師與王唯工教授有所來往，在專業醫療、能量醫學與經絡理論上多所切磋。

患者及家屬只要認為那種醫療方式有幫助，便會不惜上窮碧落下黃泉的尋找，其中當然包括中醫藥與另類醫療在內；但是否找對醫師吃對藥，卻是難以保證的。中西醫各有其適用及最有療效之處，若非對中西醫都有一定瞭解，是很難判斷的，此所謂「差之毫釐，失之千里」之謂也。大元醫師從事中西醫結合醫療，已有一段時間，累積了甚多病例與心得，匯總成書，其中有幾個主要觀察與論點值得好好細究：1.若仔細研究，輔助與另類醫學（CAM）可有效增益主流醫學；2.能量醫學與傅爾電針是值得進一步好好運用於診療上的方法；3.中醫上醫治未病的觀念，值得宣揚；4.要有服藥的常識與服藥的責任，且要破解錯誤的用藥迷思；5.傾聽身體發出的警訊；6.可善用另類醫療輔助治療各類適用疾病。書中且就上述各點，附有配合說明之病例，可說是一本實用之書。

中醫與西醫一樣，雖然思考方式與治病哲學不太一樣，甚至在某些論證上還有很大差異，但在有經驗的專業醫師眼中，卻都應該是服膺經驗科學的原理原則，只要經常比對，並在科學基礎上找出可互補之處，則可在醫療上有所增益。大元醫師秉持中西醫結合之理念與做法，持之以恆地累積可觀成就，又出版了這本《找對醫師吃對藥》頗有朝向治未病的方向發展，可喜可賀。是為序。

黃榮村

推薦序

中西醫應緊密結合

成功大學電機工程系前瞻醫用系統中心主任　羅錦興

欣聞劉醫師願意把畢生經驗分享給大眾，是大眾健康的一大福音。劉醫師運用現代科技設備，找出一個方法，把中醫對應五臟能量的生理模式結合西醫，以運用於臨床治療；為中醫和西醫截然分明的臺灣，點燃一盞明燈，救助許多求助無門的患者，可說是菩薩心腸、仁人濟世的典範。

本來醫者，不分中西，工具和技術越多越好，越能有效地解除病人憂患，然而臺灣的醫學制度令人嘆為觀止，能在這麼長時間隔離雙方而難以交流，猶如自斷翅膀，卻認為自己可以飛得又遠又好，真是有趣極了。

本書的出版，希望能拋磚引玉地讓更多一般大眾瞭解中西醫結合的好處，科學家更能投注心力研究中醫診斷和治療儀器，加速開啟中醫的祕密，使得中西醫融合地更加密切，造福大眾的健康。

羅錦興

自序

以患者為師

到底是「醫匠」還是「醫師」？

在成為一位完美的醫師之前，一定會遭遇不少誤診與誤治的過程。年輕時，曾聽過早期臺灣醫界還不會開胸腔手術時，曾派遣一位醫師到國外學習開胸腔手術，雖說這位醫師是「學成歸國」，但實際的狀況是，他在國外的學習過程中，只能站在旁邊看，連擔任助手拉鉤的機會都沒有。當時，國內有許多因嚴重肺結核而瀕死的患者，部分必須進行手術治療才有生機，而醫病之間的默契是：「不開刀一定會死；要是開刀，就算死了，也可以讓醫師多一次手術經驗。」一個個患者的過世，讓這位醫師在手術房裡一次次抱頭痛哭，最後終於讓他成為當時臺灣開胸腔手術的第一把交椅。也就是說，在成為真正優秀的醫師前，難免會有失誤發生，如何用心的把失誤減到最低，就相對是成功的醫師了。

如果每位醫師都願意用心多學習一些不同的醫療方法，從不同的視角為患者找出病因，並用對藥物，那絕對是患者之福。我在另類醫學臨床上訓練過許多醫師，常聽到他們說：「重新學習太辛苦了。」讓我感到很挫折，因此我轉換念頭，開始寫書教育患者，希望患者主動要求醫師提供更好的醫療品質與更多元的醫療方法，並讓患者有更多的醫療選擇權與真正優質的醫療服務。果真如此，才是百姓、國家與世界之福。

一個觀念的轉化，可以改變人的一生

在我成為獨當一面的醫師後，每個月求診的患者高達六、七千人次，好像我的醫療名望與經營管理能力是深受肯定的，但我捫心自問，我只是在處理患者的症狀，並沒有解決患者真正的問題。在成就感的背後，我有很深的挫敗感，於是我「轉化」這份挫敗感為重新學習各種另類醫學治療方法的動力。

憑著這樣的信念，我踏入了另類醫學的大門，窺見它無垠浩瀚的多元面貌，發現**許多另類醫學的方法不只可以彌補主流醫學的不足，甚至可以做為治療疾病的另一個更好選擇**。「方法越多，效果越好。」確實是我從事二十多年臨床整合醫學的真正心得。

關於我學習另類醫學的歷程，以及我在臨床醫學上使用的十餘種治療方法，在我的前一本書《你不可不知的另類健康法》（書泉出版）中有詳述。

「頭痛醫頭，腳痛醫腳」的困境

在臺灣，分科越來越細的醫療制度，的確讓專科醫師在其領域越來越專精，但這些專科醫師也容易有「見樹不見林」的問題。人體的五臟六腑都不是獨立的，彼此之間始終是相互影響的。例如，一般人認為左上腹疼痛就是胃痛，但它可能是其他疾病所導致的結果，並不一定真是胃痛。如果無法找出疾病的源頭來對症下藥，只是一味地「胃痛醫胃」，當然無法擺脫所謂「胃痛」的問題了。

其實，「見林也要見樹」，中醫用整體性觀念來看人與疾病的關係，把「林」看清楚；西醫將人體器官分科系，把「樹」也看清楚；如果能夠**整合中醫與西醫的觀念來診治疾病，就可以「見樹又見林」，對疾病的診治視野就會全然不同**。

謙虛地以患者為師

我寫這本書的最大動機是出於「心疼與不捨」。這十幾年來，在我們診所進進出出的患者，幾乎都是看遍了臺灣各大醫療院所，花了許多錢，還看不好身上的疑難雜症；或是在醫學中心看了許久的病，醫療效果卻不彰，走投無路的患者。其實，**只要精準診斷，瞭解病因，運用正確的醫療方法與藥物，甚至有時只要停用不需要吃的藥物，再補充患者真正需要的維他命，他們的疾病就可以得到完好的療效**。然後，我看到眉頭緊皺的患者與關心他們的家人開始眉開眼笑，重新積極面對人生，我也得以分享他們的喜悅。這些美好的治療經驗，是促使我繼續在另類整合醫學道途上持續行醫的最大動力與成就感的來源。

謙虛地以患者為師，從「心」學習，每個患者對我而言都是一個新的挑戰。我經常告訴我的患者：「醫療行為是非常個別化的，即使同樣的病情我已經醫治過許多次，我仍然把你當成是我的第一個病例，我會重新瞭解、診斷與治療你的疾病。」因為即使是兩個「看起來」一模一樣的病，也有可能因為先天基因的不同，加上造成疾病的原因不一樣，治療的方式就可能完全不同。

靈活運用各種醫學方法突破困境

看診過程中，我經常在患者還沒有「完整的」說明症狀之前，就能詳盡的說明與解釋他們的臨床病狀。患者常驚訝地說：「你怎麼知道？而且說得比我想要表達的還要仔細。」當然，我們診所並非神壇，我也不是什麼通靈者，我所知的一切，都是另類醫學的科學與專業告訴我的。透過傅爾電針（EAV）的幫忙、另類醫學的診斷，以及與患者的反覆溝通，就能夠精準的判斷疾病的原因與嚴重程度，並且正確的投藥，自然不必多走冤枉路，就能讓患者獲得很好的治療效果。

處女座自我要求高、龜毛的個性，促使我每天都跟自己的昨天相比；我常反問自己：「今天的我，在醫德、醫術與醫療方法上，是否都有更進一步？我有沒有從患者的問題與難以治療的疾病上，仔細思考真正的解決之道，並靈活運用我畢生所學的各種主流與另類醫學方法，來突破這些困境？」

令人欣慰的是，我的前一本書《你不可不知的另類健康法》出版至今三年來，另類醫學已逐漸在主流醫學界獲得重視，如前衛生署長、現任榮民總醫院院長林芳郁先生，在任職臺大醫院院長期間，即致力於推動另類醫學；近來，部分醫院及醫學院也陸續表達「想朝另類醫學發展」的強烈意願。當這些事情都能實現時，不但是醫界的躍進，更是廣大患者的福音。

找對醫師吃對藥

在《你不可不知的另類健康法》中，為了讓讀者瞭解「什麼是另類醫學」，因此以另類醫學的種類做為編排順序，讓對另類醫學感興趣或有需求的人，能夠分門別類的直接切入該領域，性質較相近於「總論」的概念，其中有許多未盡詳實之處，日後將會再以專書闡述。

本書則從患者的角度來看疾病的問題，也是本書出版的第一個目的。現代因為科技的進步、環境的污染，使得未曾聽聞的奇怪疾病變多了，特別是「自體免疫功能異常」部分以及心血管疾病。雖然相關疾病的研究與理論在近幾年蓬勃發展，但有一些疾病仍然相當棘手，包括控制不良的糖尿病、情緒與人格的異常、異位性皮膚炎等，其中有大多數已經在新陳代謝科、精神科或是皮膚科中得到不錯的控制，可是針對某些「控制不良」的病例，在目前的主流醫學界或許還沒有那麼深切的瞭解與體認之前，我們用另類醫學的方式檢測，並從自體免疫功能疾病的方向去思考和用藥時，往往得到令人驚艷的效果。本書特別彙集「整合另類醫療治癒患者經驗分享」的個案，讓大家瞭解另類醫學的治療過程及效果，並且期許不論中醫或西醫，都能夠更廣泛地吸收一些本科以外的知識與經驗，做為精準診療的依據和參考，這是本書出版的第二個目的。

我誠心祝福所有承受身心疾病之苦的人，都能遇到「對的醫師」，得到「正確且有效的醫療方法」，並且可以「吃對藥物」，重獲身心健康。

最後，我要特別感激有這麼多前輩及老師一路上對我的照顧、提攜並寫序，也要感謝所有幫助本書出版的編輯與文字整理者，沒有他們的大力協助，本書不可能完整的呈現在大家面前。本書如有疏漏，都是自己不夠用心，還請各界予以指正。

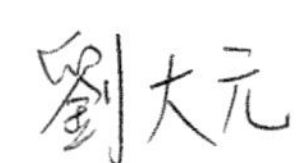

前言

從患者的角度看疾病問題

誰是好醫師？

在我剛從醫學院畢業當醫師的那個年代，醫師少，患者的選擇不多，也談不上是否「找對醫師」的問題。

如今，臺灣的醫師已供過於求，患者要如何「找對醫師」就是一門大學問了。然而，當選擇越來越多，醫療行為也開始變得商業化，往往懂得行銷包裝的醫師名氣大，形塑出良好口碑，自然患者比較多；不懂行銷的醫師，求診患者相對較少，往往無法在都市生存。

不過，找到名氣大的醫師是否等同「找對醫師」？懂得行銷包裝的醫師是否等同好醫師呢？「名醫」就是我們要找的、對的醫師嗎？

俗話說得好：「路遙知馬力，日久見人心。」到底誰行？誰不行？日子久了，療效見真章。但當患者最後了然於胸時，是否為時已晚？

二、三十年前的醫師為了正確的理念與看法，敢責罵不聽話的患者，而現在的醫師擁有如此膽識與勇氣的卻如鳳毛麟角，甚至有些醫師對患者卑躬屈膝、阿諛奉承，還有些醫療院所內有行銷人員以「經理」的名義掛名，只求他們再來回診，或多購買一些自費項目。想想看，到底是責罵你的醫師為你好？還是滿臉堆著生意人笑容的醫師為你好？這是患者需要好好用心思考的。

再說，到底是越分越細的「專科醫師制度」好？還是同時瞭解其他不同專科及不同醫學領域的醫師好？而不同的專科醫師同時治療一位患者時，相互之間，到底是幫忙的助力？或只是治療失敗時的責任分擔者？我相信每位患者都希望醫師在診療他的疾病時，能做到見樹又見林。當然，醫師是人不是神，他不可能萬能，但我們總是希望他能夠接近萬能。

如何「吃對藥」？

早期藥廠少，醫師可選擇的藥廠與藥物種類相對也少，醫師開什麼藥，患者就吃什麼藥。反觀現代社會，不只藥廠林立，藥物的種類與選擇也非常多，在媒體上大量行銷的健康食品更是多到不勝枚舉，民眾真的很難知道如何正確選擇。詭異的是，因為大量的廣告行銷資訊，民眾似乎都變成專家，談起藥品或健康食品個個頭頭是道，事實上卻只是把行銷廣告用語複誦一次而已，完全不知其中的陷阱與破綻在哪裡。大多數人都是購買知名度高、廣告打得多的藥品或健康食品。試想，羊毛出在羊身上，廣告打得多的藥品或健康食品，其主要成本竟是廣告費用，品質會是如何呢？又真正適合你嗎？這是身為消費者的你應該深思熟慮的。

當然，一個藥品的製造過程遠遠超乎患者與醫師的想像，除了藥物本身之外，還要加上賦形劑、崩散劑、色素、糖衣、包膜……等，只要有一種成分讓患者產生過敏或不適反應，都會影響藥物的治療效果，或產生其他不可預期的後果。因此，「吃對藥」是醫師與患者雙方都要努力才能做到的事。

以行醫近三十年的臨床經驗來看，每種藥物的藥理都相當正確，沒有好壞對錯之別，臨床病理也是對的。真正重要的是，如何「找對醫師」，把臨床症狀、檢驗結果，依臨床病理學做正確的診斷，再依臨床藥理學開立好的、對的藥物，讓患者「吃對藥」。不要小看這幾句話，真正能夠做到的好醫師並不多。

「吃對藥」不僅可以治療疾病，也幾乎沒有副作用，並可緩解疾病所造成的身心痛苦。例如，類固醇是一種大家聞之色變的「毒物」，但是在臨床上，我看過許多罹患自體免疫功能疾病的患者，選擇正確的類固醇（臨床上常用的類固醇有五、六種）服用後，不僅治療效果非常好，且極少有副作用產生。重點是，有沒有辦法在第一時間選擇正確的類固醇來使用呢？

另外，市面上的健康食品或維他命，大多被行銷人員或廣告誇大效果，許多民眾每天都服用健康食品或維他命，認為就算吃錯，也不會有什麼大礙，但這是嚴重錯誤的認知，也是真正危險的事情。因為吃錯維他命，一樣會產生嚴重的副作用，結果讓服用錯誤維他命的人，把維他命當成毒蛇猛獸，不敢碰觸，反而失去治療疾病的機會。因為在某些時候，**吃對維他命的種類與劑量，對治療疾病來說是非常必要的**。

人們每天都在吃的米飯或喝的水，如果在不對的時間食用，例如，口渴時不給水喝，卻要你吃三碗飯；肚子餓時不給飯吃，卻要你喝三公升的水，都是會傷身體的。因此，自以為是的以人生經驗來服用健康食品與維他命，也是非常危險的事。

服用藥物需要找對醫師，以他的臨床經驗下正確的診斷與處方，讓患者知道自己到底發生什麼問題，瞭解疾病的真正原因與治療方法，才能減少被誤診誤治的身心折磨與痛苦。

有許多簡單的疾病，因為沒有找對醫師，延誤治病的黃金時間，更有甚者，因為誤診誤治而產生新的疾病，這是令人遺憾且不樂見的。

希望每位讀者在閱讀本書之後，有病的人都能「找對醫師吃對藥」早日康復；無病一身輕的人，也可以對另類醫學有更多瞭解，永保安康。

推薦序（依姓氏筆劃排列）

Chapter 1
生病時，該找中醫？還是西醫？

劉醫師 如是說：

沒有一種醫學是萬能的；但每一種醫學都有它獨到的長處，而且是另一個「世界」。

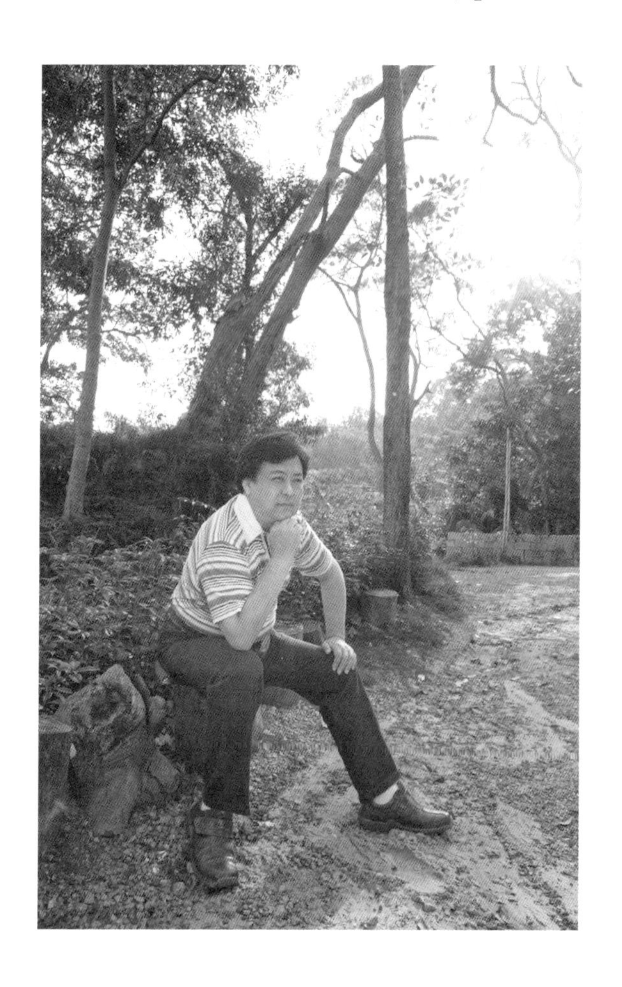

1 我需要「量身訂做」的診療

到我們診所看病的患者，普遍都有相同的經驗，即是接受主流醫學治療效果不彰，遭遇過重大挫敗的求醫歷程，其中還包括不少我的同業。

我也是如此。我自小體弱多病，有先天過敏體質，有經常性的眨眼睛、過敏性鼻炎、咳嗽、扁桃腺發炎、拉肚子、蕁麻疹、慢性結膜炎等症狀，總是去了又來，無法徹底根治。

我的父親在四十一歲時中風，而遺傳基因果然對我造成不小的影響，我在三十歲就罹患高血壓，四十四歲得了心肌梗塞，還裝上一根原本或許不該裝在心臟的支架。

當時，我是主流醫學訓練出來的專業醫師，依照過往所學習的一切，竭盡心力來治療自己。但是，我只知道如何處理症狀，卻無法解決造成疾病的根本問題；就像治療我的患者一樣，只能頭痛醫頭，腳痛醫腳；一個症狀還未解決，另一個症狀又跑出來，有時連病症的根本問題出在哪裡都不知道。

為了戰勝疾病，中、西醫使盡諸多療法，包括動手術、西藥、中藥、推拿、拔罐、按摩……等，方法各有千秋，效果不盡相同，但目的全都一樣，無非是希望幫助患者早日消除病痛，恢復健康。

只是，現代文明過度依賴科學數據，講求實證的西醫遂成為主流，非西醫的診治方式就被歸類為非主流，被稱為「輔助與補充」或「另類」醫學。

所謂的科學數據是以統計學的指標為依據，往往因為使用指標的差異，而造成完全不同的結果。在醫學上，統計學應該應用在流行病學與公共衛生上，而非使用在單一個案的疾病治療。因為有些個案可能是統計學常態分布的兩端，如果按照一般正常的醫療程序來處理，對這些個案是不會有幫助的，**這些久治不癒的患者應以特例來看待，並另行思考治療方式。**

對這些久治不癒的患者來說，在乎的並非「主流」或「非主流」的醫療體系，而是能「有療效」的治癒疾病。而在學習另類醫療後，我才知道它的效果有時比主流醫療更快、更準。好比身材標準的人，可以買到物美價廉、大量製造的成衣；身材異於常人的瘦子或胖子，則需要量身訂做才穿得合身。另類醫學的醫師不過是懂得「量身訂做」的裁縫師。

不過，醫學界習慣使用太多的專有名詞，以及讓人難以理解的詞彙來解釋病情，不僅讓患者及其家屬感到困惑，有時連新進醫學院的學生也覺得學習上有困難。而另類醫學中，有些項目是意會的、抽象的，需要讓大眾多加瞭解；這也是我持續寫書介紹不同另類醫學的目的。我嘗試以深入淺出的方式，闡述各項另類醫學的內容，期望讓患者和醫者都能夠輕易進入另類醫學的殿堂，一窺其中奧妙。

2 西醫好或中醫好？

西醫的醫學教育在臺灣屬於歐美體系，醫療診治架構非常完整。三十年前，除了大都市外，小城鎮及鄉村地區的西醫師人力相當缺乏，於是，政府大量以公費培育西醫人才下鄉，造成西醫醫療人力供過於求的隱憂。現今，又因醫療糾紛的困擾，造成醫師紛紛走避高風險的診療科別，使得醫師人力分配出現大問題。

中醫部分，早期備受壓抑與排斥，資源非常缺乏，直到覃勤先生捐款創辦中國醫藥學院，並在陳立夫先生領導下，開始有計畫的培育中醫人才。當時，由於接受中醫治療並沒有健康保險制度和保險醫療給付，因此，中醫人才畢業之後的出路相對狹隘，除了少部分留在學校擔任教職外，大多投身西醫領域，造成正統醫學教育出來的臨床中醫師不足，素質也不夠整齊。

近年來，誤診案例頻傳，有時是西醫，有時是中醫，看得民眾霧煞煞，不知生病時該如何就醫才好。我們也注意到，記者有時會拿中醫的問題去請教西醫的個人意見，有時拿西醫的醫療糾紛訪問中醫的個人觀點，造成兩方相互攻訐。西醫說中藥不好，吃多了腎功能會壞掉；中醫也說西醫是偽科學，只知治表，不知其本……沒完沒了，莫衷一是。

依我看來，**這些爭論是由於相互不瞭解對方的醫療觀念與方法所致**。依常識判斷，被中醫治癒的患者不可能去找西醫，所以，西醫在臨床上看到的絕大部分是中醫治療失敗的案例，指責起來難免理直氣壯；同樣的道理，接受西醫治療失敗的患者才會去找中醫，所以中醫看到的盡是西醫的缺失，也就毫不客氣的對西醫下負面評論。總之，無論哪一方，都不免陷入以偏概全的誤謬中。

如果要討論中醫、西醫，何者比較有效？首先**必須對雙方的醫學、生理、藥理、病理等具有相當程度的學識與瞭解，還需要擁有判斷臨床個案醫學理論運用是否正確的能力，更需要有相當程度的臨床診治經驗。其次，還要考量「人」的因素。**

西醫一直以實證醫學為傲，各科醫學會把疾病診斷與治療流程標準化。但是，相同的手術經由不同醫師操刀，為何結果會有如此大的差異？再以內科消化性潰瘍為例，患者做完胃鏡檢查後給藥，治療效果也有很大的差別，到底問題出在哪裡？是因為診斷有誤？用藥有誤？藥品成分有誤？還是患者的病情沉痾難返？這些完全不能一概而論。

或許，主流醫學應該反躬自省，如何突破西醫醫學教育盲點來改進缺失，而不是以貶抑非主流醫學，來凸顯自己不容侵犯的地位。

3 中醫與西醫的差異

看診時，有很多患者描述，他們經常需要深深吸一口長氣，才會覺得舒服，這種症狀在醫學上的用語稱為「胸悶」。可是當他們到主流醫療機構進行心電圖與抽血檢驗之後，醫師給的答案大多是一切正常，心臟也沒有問題。

但是，胸悶、胸痛，甚至呼吸困難的狀況依舊存在，嚴重時半夜還必須坐起來才能吸到空氣，只好再去看心臟科醫師主訴症狀。醫師說：「有可能是自律神經失調、焦慮或者身心症，反正放輕鬆就好，壓力不要太大。要是有醫師說這是心臟病，他可能是在恐嚇你。」但是，患者在看過精神科後，症狀仍然存在。如果病情這麼單純，只是壓力大，使用抗焦慮藥物減壓就好了，那麼簡單的胸悶為何會治療無效呢？

我們診斷這種患者是早期心臟缺氧，這不是在恐嚇他，而是告訴他這是一個簡單、容易處理的問題。事實上，早期心絞痛的治療比自律神經失調或身心症來得容易多了。最後證明，這些患者在接受我們的適當治療後，胸悶、胸痛、呼吸困難的症狀都獲得明顯的改善，甚而僅僅使用醫學芳香療法也可達到效果。

每位患者都不想面對一個無法處理的診斷結果，但許多主流醫學的醫師卻經常在門診做這樣的事。他們對患者說：「放輕鬆」、「多運動」、「飲食要清淡」、「多呼吸新鮮空氣」。把無法改善症狀的責任，歸咎為患者無法改善生活習慣所造成的結果，這是從事醫學工作的人應徹底檢討的事。醫師不應只給患者各種不同的衛教單，試想一個「三高」的患者，高血壓、高血糖、高血脂，再加上痛風，照著衛教單，他在生活中能碰的只剩下陽光、空氣、水，及一些少數可以食用的東西。可憐的是，陽光因臭氧層被破壞而變得不好，空氣被污染、水也被污染，最後他只能無奈地接受這一切。

西醫將人體切割成不同的器官來檢視，認為分科越細，治療效果越好。然而，**以物理學的角度來看，構成人體器官的是一坨坨電子雲，而電子雲之間的磁場會交互影響，也表示說，各器官之間也會互相影響。**

例如，很多罹患心臟疾病的患者，在臨床上的症狀是肩膀關節酸痛、手舉不起來、兩膝酸軟無力、腳後跟痛而無法行走、便祕、痔瘡、脹氣、咳嗽、胃痛、排便不乾淨、拉肚子……等。若從主流醫學的觀點來看，肯定會覺得以上症狀怎麼可能和心臟病有關連？但依照中醫或另類醫學的角度來看，它確實和中醫五行中所謂的「心」有密切關連。

此外，我們也經常在臨床上看到有些疾病，以中藥治療的效果與速度遠優於西藥。更何況有為數不少的西醫師濫用抗生素、止痛藥、類固醇……等藥物，令人非常憂心。我絕非反對使用上述藥物，偶爾在患者需要時，我也會使用這些藥物；但若是不當的濫用，不僅會對患者造成傷害，更有違醫德。在中醫領域裡，可以找到取代這些藥物或減少其副作用的方法，例如治療發燒，

Chapter 1 生病時，該找中醫？還是西醫？

劉醫師 如是說：

沒有一種醫學是萬能的；但每一種醫學都有它獨到的長處，而且是另一個「世界」。

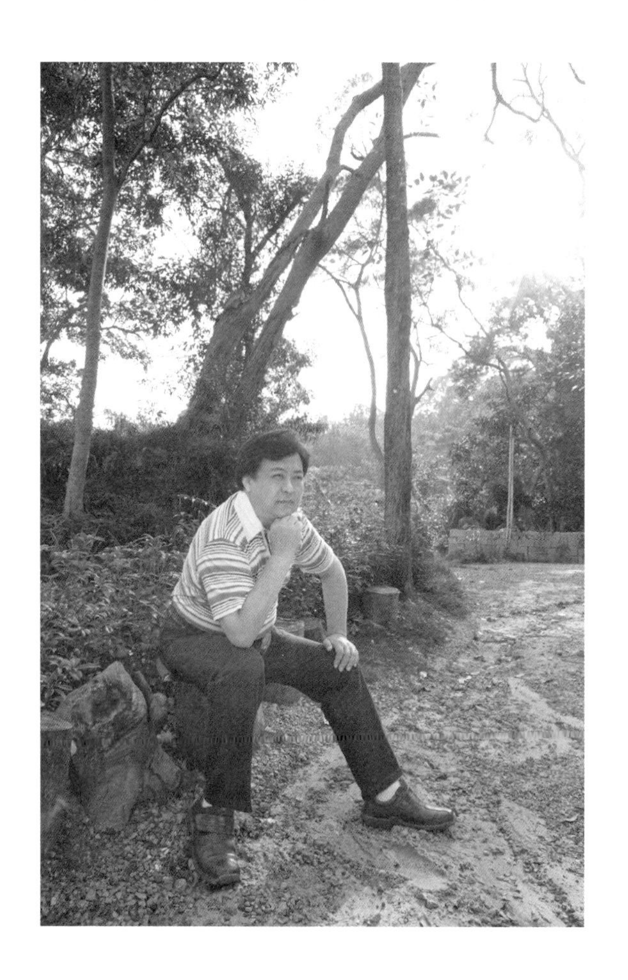

我們經常以中藥的「白虎湯」來替代西藥，效果不但更好，且不易盜汗。

整體來說，西醫能夠成為近代的主流醫學自有其淵源與價值，但中醫歷經數千年依然屹立不搖，也有其無可取代的理由與成就；與其硬要分出勝負，不如徹底瞭解雙方的優勢與限制，**截長補短、中西合璧，各取優勢來彌補對方的限制；對患者來說，才有最好的選擇與助益**。

中醫、西醫比較表

	西醫	中醫
病症觀點	‧以人體切割的方式，把患者分成不同的「器官、組織、細胞」，來解釋疾病的成因與治療方法。	‧用整體性的觀念，視人為一個小宇宙，來看人與疾病的關係；治療以「全人」的觀點著手。 ‧重視臟腑間的關連性；強調五行生克與「氣」、「血」、「水」的觀念，所謂「氣行則血行」。
診斷方式	‧問診、聽診、觸診、內診。 ‧科技儀器檢查。	‧望聞問切。 ‧辯證論治。
治療方式	‧快速治標，以消除疾病的症狀為主。 ‧多用於急症、表症。 ‧侵入性、積極性，以攻擊的觀念治療疾病。	‧病因說：探討疾病的成因，及治療疾病所造成的症狀。 ‧多用於緩症、裡症。 ‧傳統性、人性化，以補養的觀念治療疾病。 ‧歸納為汗、吐、下、和、溫、清、消、補等八法。
用藥	‧藥物多為單一成分。 ‧如同「調頻」，頻率對了就聽得非常清楚，不對就完全沒有聲音。所以，用對西藥就很有效，不對時就會產生副作用。	‧中藥強調「君、臣、佐、使」為複方，成分間有相輔相成的效果。 ‧藥性天然溫和、中性，副作用較少。 ‧就好像「交響樂」，有一種不對也有其他藥物可相輔助，但多種不對時，一樣會產生副作用。

	西醫	中醫
優點	・有許多科學化的統計數據，對於公共衛生與流行病學方面有相當貢獻。 ・作業標準化、專業化。 ・利於急救。 ・症狀緩解。 ・外科手術。	・慢性病患者或長期調養身體者經常選用的方法。 ・對「證」下藥，治標兼治本。 ・長處在經驗法則。 ・調整體質，強調身心整體健康。 ・強化自癒力，
缺點	・分科太細，頭痛醫頭，腳痛醫腳。 ・近年多依賴機器與檢驗報告，以致缺乏對個別體質不同造成症狀差異的覺察，且較少做直接的身體檢查（物理檢查）。 ・醫師缺乏聆聽時間；患者主訴症狀與醫師的認知常有所誤差；忽略人的整體性及各臟腑機能間的關連性。 ・無法正確選擇藥物的種類與劑量。 ・如果吃了不對的藥物，產生的副作用較大。	・缺乏科學實證。 ・有些醫師未經正統醫學教育，素質不夠整齊。 ・中醫西醫化。近年中醫強調分科，如此，讓中醫本質上的優點與真正核心的優勢反而消減。 ・如果吃了不對的藥物，也會產生副作用。

4 中藥與西藥可以同時服用嗎？

在臨床醫療上，我經常碰到患者詢問：「中藥與西藥可以同時服用嗎？」因為他們看過的西醫或中醫都會特別交代，患者原本服用的中／西藥，不可與剛開立的處方藥同時服用，必須相隔一到兩小時才行。

在看病後拿到的藥袋上，也有一行字寫著：「中、西藥請間隔兩個小時服用。」這原本是一項立意良好的政策措施，無非是醫療主管單位提醒民眾注意用藥安全，卻導致民眾因為無知或過度憂慮，而誤用或停用藥物的情形，輕則拖延病情，重則產生糾紛。

我常反問一個問題：「維他命C（代表西藥）和橘子（代表中藥）可以同時吃嗎？」

我的患者會回答：「可以啊！」

我再問：「維他命C和壞掉的橘子，可以同時吃嗎？」

他回答：「不可以。」

我又問：「維他命C和壞掉的橘子，可以分開吃嗎？」

他回答：「不可以。」

因為「壞掉的橘子」當然不能吃。因此，重點不在於中、西藥能否同時或間隔服用的問題，而是這些中藥或西藥是不是適合這位患者服用。

就像鋼琴（西藥）與二胡（中藥）能否同時演奏的問題一樣，如果鋼琴演奏貝多芬的〈命運交響曲〉，而二胡拉的是〈王昭君〉，當然不能同時演奏；但如果兩者同時演奏〈王昭君〉，效果當然更好。所以，**中、西藥只要是適合患者所需，當然可以一起服用，何況中、西藥亦能互補所短，並因共振而效果更好**。

我們診所為患者開立的中、西藥，都是以傅爾電針（EAV）篩選過符合患者的身體頻率，再由中、西醫師經過詳細檢查與診斷後，才開立處方，當然可以同時服用，互補所短，對治療疾病更加有效。

經常有人為了要看中醫好？還是西醫好？覺得很困擾。

這好比有人問：「米飯和麵，你想吃哪一樣？」

肚子餓了，只要能填飽肚子，什麼都好吧。要是肚子撐飽了，再好吃的美食佳餚都會成為一種負擔。

既然中、西醫各有其優點與限制，最好的醫療方式，當然就是善用兩者的優點，使其成為互補的好夥伴。

再問一個問題：「炮兵和步兵，何者比較適合作戰？」

炮兵適合遠程作戰，負責先摧毀敵軍的戰場設施後，步兵再逐步清理戰場，將躲在角落的敵人一一殲滅，這就是所謂的「步炮協同作戰」。假若步兵和炮兵通訊不良，就可能導致炮兵打到自家步兵，造成兄弟死傷慘重的不幸下場。

同理可證，治療的重要關鍵是，當下使用的方法與藥物必須正確且適合患者，才會有療效。一旦發生誤診或用錯藥的情形，無論是中醫或西醫，是名醫或神醫，對患者來說都是失敗的治療。

另一種情況是，某些患者因某個中醫師或西醫師的誤診或誤治，服用了中藥或西藥無效，就說：「中藥沒用。」或者「西醫根本無效。」這顯然也欠缺公平。正確來說，應該是「這位中醫師或西醫師」治療「這位患者」的疾病是失敗的。

造成誤診或誤治的原因，有可能是診斷方式、用藥處方或藥品成分有誤，甚至是患者本身有問題，諸如延誤就醫、自行停用或誤用藥物等。絕對不能因為個案的失敗，即擴大解釋為整個中、西醫的醫藥理論、診斷與治療是全盤沒用與無效。

我有朋友接受泌尿科醫師指示，服用治療腎結石的西藥，在治療過程中，腎功能持續變壞，最後導致尿毒而必須洗腎。有人說，是因為他曾經服用中藥，所以導致尿毒。但是，不吃中藥的人也有可能會發生尿毒，像是西醫臨床上控制不良的糖尿病等。

從臨床上來看，這種治療腎結石的藥物或許對其他患者有效又無副作用，但可能不適合我的朋友，才會導致他的尿毒症。但不能因此就判定，其他患者都不能吃前述藥物。治療失敗可能是某一個環節出錯所造成的結果，絕不能一竿子打翻一條船，隨便就說「西醫是不好的」或「中醫是錯的」。

在瞭解中、西醫的優缺點之後，身為醫師的人必須實踐「以患者為中心」的目標，尋找對患者最有利的醫療方法，使用其中一種或合併使用兩種醫療模式來治癒疾病。

目前有很多醫學中心已開始實施中西醫聯合門診，也有所謂的會診制度。但問題是，當一位中醫師不瞭解西醫師的診斷意義與處方時，要如何搭配西醫做出正確的處方呢？相對的，若西醫師不瞭解中醫師的診斷想法以及處方成分與意義，又要如何搭配中醫來開立西藥呢？這就是目前面臨的最大問題。

在整合中、西醫的過程裡，雙方最需要的是同心合意的協調與合作。因此，**中、西醫師若要攜手共創新局，除了需要官方的政策及法令的增修外，還要先拋開各自的立場與成見，相互學習對方的優點，以彌補自己的不足**。尤其是中醫師人數少，應大量開放西醫師學習中醫藥，讓西醫師瞭解、接受並使用中醫藥，才是臺灣中西整合醫學能領先全球、走向全世界的方法。

其次，中西醫整合該如何執行最好呢？在日本，西藥和中藥可以開在同一個處方箋上（日本稱中醫為「漢方醫學」），就是由同一位醫師同時為同一位患者開立中藥和西藥處方，且可同時服用。**唯有中西醫都懂的醫師，才能瞭解西藥和中藥的成分中，有哪些相乘或抵觸的效果。**

前國家衛生研究院院內處張仲明處長也曾表示，**中西醫整合應由同一位醫師來執行，才能在開立中、西藥時，顧及藥物之間的互補功能及單方面藥物的不足之處**。但目前，同時瞭解並能善用中、西藥的醫師並不多。近年來，政府已經明定擁有中、西醫兩張執照的醫師，可同時開立中、西藥，但合併使用中、西藥治療的醫師太少了，以致完全無法做這方面的教育訓練，再加上長期以來由於臺灣醫療保險制度的僵化，在推動中西醫整合的過程中，也造成醫療診所遭遇各種不同形式的問題，如此一來更影響雙方整合的意願與速度。

·什麼是藥物副作用

藥物副作用的產生，主要是因為現代醫學無法篩選哪些藥物，適合用在哪些患者身上。例如，醫師與藥廠都無法精準判斷某一種降血壓藥，可以用在哪些高血壓患者的身上，因此只能先選取藥理上適合的患者，在其大量使用之後，再一一列舉藥物的副作用，同時也包括實驗中把藥物用在不適合這種藥物的受試者所造成的副作用。事實上，如果患者正巧都適合使用這種降血壓藥，那麼副作用幾乎是看不見的。

5 如何尋求醫療諮詢與找對醫師

如何尋求醫療諮詢？

由於西醫分科太細，患者在看病前常會搞不清楚到底要看哪一科。如何才能從自己的症狀來判斷看診的科別呢？不妨先從諮詢自己信任且友好的醫師開始，請他們給你初步的判斷與建議；即使他們所擅長的專科不同，但畢竟受過醫學基礎教育，仍然是最具參考價值的意見。

再者，要如何找對醫師呢？同樣可以先徵詢熟識且信任的醫師，或是家醫科醫師，請他們提供有效益的資訊與建議。此外，當今的網路資訊相當豐富，讀者可以自行獲得醫師的評價及相關訊息，也是一個很好的管道。可以確定的是，所有合格醫師都是由醫學院畢業，必然受過完整的專科訓練。遺憾的是，仍然有些利用民眾的無知或資訊不足而混充「疑似」醫師的不肖分子。若想瞭解某位醫師是否為合格醫師，可自行點閱行政院衛生署網站（www.doh.gov.tw），點選「醫事人員執業資料查詢」，或是打電話到衛生署確認。

現在也有許多人自稱是自然醫學醫師，曾取得國外某某大學的自然醫學博士等，企圖混淆視聽。

我的病該掛哪一科？

許多人都有這樣的經驗，因身體不適而前往醫院，卻往往不知道該掛哪一科看診才好；勉為其難的做出決定，但後來卻是看過一科換一科，甚至醫院也一間接著一間換，就這樣看過許多科別的醫師後，不但查不出什麼問題，還被告知一個可能疑似的病名，然後乖乖接受很久的治療。最後，症狀沒有改善就算了，甚至還每況愈下。

我的患者A小姐，一直有腰痛的問題。她找過中醫，也嘗試過電療、熱敷、針灸、整脊、推拿；後來又到醫學中心的骨科與神經外科照了X光，還做了核磁共振（MRI）檢查。結果顯示，A小姐腰椎的神經腔狹窄，軟骨壓迫到腰椎第四、五節神經處，必須開刀。之後，她又到大陸接受小針刀（註）治療，處理腰部與手腳無力的問題，只是治療半個月後，症狀不但沒有改善，反而連後小腿、膝關節與右腳都開始酸麻、抽痛，甚至無法站立。回國後，A小姐到復健科檢查，並接受半年以上的復健治療。

最近，A小姐更覺得疲累，尤其是睡覺時，躺下來就會有窒息的感覺。於是，她向國內某心臟科權威求診，醫師說是心臟二尖瓣脫垂，只好再做心臟超音波與心電圖，最後只開立鎮定劑給她服用。但藥物的副作用讓她覺得整天昏沉沉，只好停用藥物。

A小姐再度尋求中醫的幫忙，心想或許藉著改善體質，能讓健康有所起色，可惜一切似乎徒勞無功，最後還發現手指有了類風濕性關節炎的症狀，特別是心臟的問題越來越嚴重，她經常感到心臟被重壓到難以呼吸的情況，直到在朋友介紹下，來到我們診所接受中西醫整合治療。

我以傅爾電針檢測，發現A小姐有胸悶、胸痛、心悸、鼻子過敏、頭暈、耳鳴、腰酸背痛、情緒不穩定、恐慌、手抖與睡眠障礙等問題。有關腰部正中央的疼痛狀況，我們以針灸治療；胸悶、胸痛及心悸症狀，則以醫學芳香療法與螯合療法治療。一個月後，A小姐的各種症狀都獲得極為明顯的改善，讓她對人生又充滿了希望。

註 小針刀：小針刀是一種改良式的針法，傳統針的前端是尖的，以排開組織的方式進入人體穴道，而小針刀前端是橫切面，以切開組織的方式進入人體，切斷因長期發炎造成組織纖維化的筋膜，達到治療的效果。

我該如何陳述病情？

看診時，醫師一定會問：「你怎麼了？」這時，患者若語焉不詳或描述錯誤，便容易造成醫師在研判病情時的方向有所偏差，而進行了錯誤的檢查項目，並導致診斷上的誤差。接著，醫師可能會因判斷錯誤而開錯藥，輕則症狀無法改善，在再度回診或更換醫師後，能講清楚自己的症狀就能解除危機。但嚴重時，可能因誤診誤治，導致接手治療的醫師分不清楚哪些是患者原有的症狀，那些是因為吃錯藥而產生的症狀，治療起來就複雜多了。

我在執業的過程中，曾遭遇過一次痛苦而自責的經驗。

當我要為患者開立處方籤時，用臺語詢問：「你對什麼藥物會過敏嗎？」接著，患者也以臺語含混不清地回答：「ㄟ（會）。」由於當時門診還有數十位患者在等候，心急再加上臺語不好，聽成「ㄇㄟˇ（嘸，不會）。」迅速開完處方後，請他記得服藥，便讓他離開了。

過了幾個小時，患者的家屬突然焦急地致電給我，說患者在服藥後過敏得非常嚴重，不知該怎麼辦才好。我聽了立下判斷、緊急處理，終於將症狀緩解下來。後來與其家屬溝通後才瞭解，原來患者在省立醫院沒看過門診，但看過一次急診，原因也是對同一種藥物過敏。

一般而言，有這種特殊狀況的患者到門診看病時，一定會再三強調自己對哪種藥物過敏。何況他已經是二十出頭的年輕人了，我問他是否有藥物過敏的病史時，他卻口齒含混不清的回答：「ㄟ（會）。」讓我誤以為他是說：「ㄇㄟˇ（嘸，不會）。」因此做出錯誤的判斷。後來緊急處理得當而未發生問題，可說是不幸中的大幸。

這次痛苦的教訓給我很大的警惕。在問診的過程中，每個環節都是非常重要的，對患者的回應更要不厭其煩地確認。因此，我常說患者不僅要找對醫師看病，回話或由家人代答時，一定要清楚。畢竟在門診時，時間有限，說得清楚就能幫助醫師做出正確的判斷和診治，與開立對的處方。否則，一旦某個環節出了差錯，可能會釀成無法彌補的遺憾。

還有一種情況是，當患者和醫師沒有溝通清楚時，會造成雙方認知上的差距，此時醫師只好將其歸類為「疑似」某種症狀而做治療，容易造成誤診和誤治。

其實，患者無法說清楚症狀是情有可原的，因為患者本來就沒有受過醫學訓練，說不清楚或搞不懂狀況也是理所當然。但醫師不同，一個受過完整醫學教育的醫師應該要透過問診技巧，引導患者說出症狀，得到需要的訊息而做出正確的判斷。如果只是一昧的等待患者敘述，顯然是一位不及格的醫師。如同到銀行開戶時，沒經驗或經驗不足的人剛開始會一頭霧水，但經過行員親切的指導，便能順利完成作業。因此，除非患者對就診這件事有豐富經驗且溝通能力良好，否則醫師還是要依靠自己的專業技術仔細問診，如此所下的處方才會是最正確的。而患者在求診時該盡的責任是，回話時盡可能口齒清晰。

再說，有些疾病的症狀是極為類似的。我常舉例，頭痛、頭暈的症狀可細分為十類（見本書Chapter 3，第126-127頁）；又如胸痛，可從胸痛的位置、痛感、時段，伴隨其他症狀等來判斷，是否因心臟缺氧、外傷、咳嗽、劇烈運動或其他原因所造成。患者若想瞭解其中的差異，相當不容易，只能透過醫師的「鑑別診斷」（differential diagnosis），即當A病及B病都有某一症狀時，必須透過伴隨的其他症狀，才能做出正確的判斷。例如，當眼睛乾澀時，有可能是乾眼症，也有可能是肝功能不佳，或過度疲勞，或葉黃素不足，醫師不能只聽到眼睛乾澀就一昧認為是某種疾病，而是要透過仔細的問診，瞭解症狀的全貌再下判斷，尤其在面對老人及孩童患者時，更需要特別謹慎。

醫師永遠是對的嗎？

G小姐因為睡眠障礙、眼睛乾澀疼痛而到神經內科求診，檢查後，醫師轉介她到甲狀腺新陳代謝科接受治療。醫師開了抑制甲狀腺亢進藥物及安眠藥讓她服用，但在住院四天期間，她的眼睛持續疼痛，睡眠障礙完全沒有改善，反而覺得胸悶與心痛。

後來，G小姐被轉介到一家更大的醫學中心就診，醫師建議G小姐接受類固醇治療，睡眠部分則請身心科做會診與治療。治療五個月後，眼睛疼痛與睡眠障礙的症狀依然未見改善，且眼睛更為突出；到第六至八個月時，睡眠障礙的情況有了改善；八個月後因為身心科醫師出差一個月，G小姐只好持續服用睡眠障礙藥物，但治療效果一直不好。又一個月後，G小姐的眼睛更加突出，眼球一高一低，有嚴重拉扯與歪斜的狀況，使她走路時極端不平衡，睡覺時眼睛無法閉合，導致眼角膜擦傷，身心都遭受極大的折磨。

G小姐後來到我們診所求診，經過傅爾電針檢測，發現她有甲狀腺亢進、無法睡眠、情緒極度焦躁不安、頭痛、胸悶、眼角膜擦傷、流淚不止、耳鳴、暈眩……等症狀，於是使用中醫、西醫，以及維他命療法、螯合療法、順勢療法、花精療法、醫學芳香療法、磁療法、低頻療法等，在最短的時間內使她的左右眼球高低差距變小、突出的眼球縮回，讓眼睛可以閉合、眼角膜不再疼痛（經眼科複診，角膜損傷也復原了），眼睛不會乾澀，睡眠改善、膝蓋與尾椎疼痛消失，手上的白斑與身上的斑點也逐漸變淡。

不同醫師的診斷不一樣時，我該怎麼辦？

有位動完乳癌手術的患者，聽到開刀醫師告訴她：「妳的腫瘤已經切除了，不必做化療。」可是腫瘤科醫師卻說：「希望妳再做六次化療。如果不做，五年的存活率是60%，有做的話，五年的存活率會提高到76%。」事實上，這位患者已經做過兩次化療，而且是在腫瘤變小之後才開刀的。面對兩位醫師的分歧意見，她不知道該聽誰的才對。

根據西醫的理論來分析：若她屬於60%會存活的人，或24%可能活不了的人，都可以選擇不要做化療，因為做化療之後的存活率並無不同，但生活品質一定會變差，甚至還可能對她的身體造成傷害。換言之，只有其中16%的人需要做化療。問題是，沒有人知道她究竟屬於60%、16%，還是24%的其中之一？

我花了二十幾年的時間從事另類醫學，但從未反對主流醫學，也從未反對以化療、放療及手術方式來治療癌症。但在邏輯上，針對這個案例，我實在很難建議她應該做化療或是不做化療，因為癌症畢竟是一種易致命的疾病。

西醫是用相對科學的方法，來告訴患者是否需要治療？就像做成衣的廠商用S、M、L區分大小和尺寸；但對於同樣高度的人來說，每個人的體型不盡相同，有些是肚腹膨大，有些是瘦高如柴，只是成衣就算不能百分百合身，還是勉強可以穿大一號或小一號來調整。但**醫學不一樣，它是非常個人化的科學，不可能容許那麼多的不合身，即使兩個看起來一模一樣的病，也有可能因為先天基因的不同，再加上造成疾病的原因不一樣，治療的方式就可能完全不同。**

患者同時看數個專科醫師是很普遍的現象，卻經常發現，在同一個時間、兩個不同科的專科醫師，會給予不同甚至相左的醫療意見與處方，令他們無所適從。

可能由於西醫分科太細，醫師看病時，就診的多為同一類型的患者，往往專科醫師在聽取患者陳述症狀後，容易出現反射性的診斷，而對患者病情的整體判斷失之偏頗。雖然有家庭醫學科，但很多醫師只把自己定位成看第一線疾病的醫師，小病則看，大病檢傷分類轉診給其他專科醫師，還是會淪入分科過細的問題。

當患者遇到同科不同醫師或不同科醫師說法不一樣時，該怎麼辦呢？這很難一概而論。因為可能某位醫師可治療好大部分的患者，少數治療不好；或者某位醫師看錯大部分的患者，但能看好少數的患者，而搞不好你就是那少數患者的其中之一。因此，你只能先信賴你所選擇相信的醫師，學習跟自己的身體對話，再做決定。

特別要說明的是，有時做了一堆檢查卻查不出病因，有些醫師就會懷疑患者可能得到憂鬱症，導致患者信以為真。在臺灣，憂鬱症這個診斷似乎被濫用了。

名醫就能治好我的病嗎？

某知名雜誌曾經舉辦百大名醫票選活動，但名醫的定義究竟為何？或許每個人的見解都不同。而我認為，好醫師最基本的條件，除了專業與敬業外，應該要能以深入淺出的口語，向患者講述病情及治療方式。

回想在我幼年時，醫師都很強勢又威權，患者不但不敢質疑，而且還言聽計從。但現在的醫師可不同了，在高舉「消費者」權益至上的時代，面對患者這麼重要的「顧客」，醫師不但要笑容可掬，最好還能滿足患者的各種要求，才能成為患者口中的好好醫師或名醫，但好好醫師或名醫卻未必一定是「良醫」。

主流醫學的診斷與治療均以標準化為前題，但患者的疾病是個別化的，病程的發展不會完全照著標準作業流程來進行。就以工業生產的製程來說，有所謂的產率及良率。產率是指在正常運作的情況下，某個時間內所生產的數量；良率則指產率中符合品質要求的數量。工業生產的標準作業流程再精密，一個步驟緊接著一個步驟，都可能會產生不良品；更何況每個人是獨特的個體，基因不同、生活環境不同、飲食不同……等。因此，無論多麼完善的標準診療流程，都無法因應每位不同患者的疾病變化。

久治不癒，是否需要換醫師？

曾有患者問我，若**疾病遲遲未見痊癒，會不會是看錯科別呢？的確不無可能，但也有可能是看對科別，卻找錯醫師或吃錯藥，症狀才會無法改善**。以頭痛為例，一般西醫都會開肌肉鬆弛劑或止痛劑，但若是因為子宮收縮不良引起的頭痛，效果就有限，唯有找到疾病真正的原因，才能確切的對症下藥。

情緒有問題時，身體會出現各種疾病；而疾病纏身時，肯定很難擁有好情緒。治療疾病時，需要瞭解身心交互影響的因素，從多元面向思考與治療，才能真正藥到病除。如果向同位醫師求診兩、三次，症狀依然不見改善，對醫師已經失去信心時，不妨決定換醫師吧。

至於，要如何瞭解醫師究竟有沒有對症下藥？所謂的對症下藥，標準流程是：診斷→治療（醫師開立處方、患者拿取藥物、服用藥物），亦即投藥前經過正確的診斷或疑似診斷，對醫師而言，就已達成對症下藥的目標了。

醫師治病其實是靠經驗法則，也會習慣性開立經常使用的藥物，也就是較高比例的患者服用後有療效且較少副作用的藥物。而有些不常被使用的藥物，即使只有10%的人需要它，也有其存在價值，必須被保留。可惜的是，有些醫師卻因較不瞭解其藥性而從未使用它，導致那10%的患者失去了被治癒的機會。

6 健康檢查與看病的迷思

健康檢查的數值正常就代表健康沒問題嗎？在討論這個問題之前，我們必須先瞭解「正常值」的定義。

簡單說，就是先將一群人的檢驗數值平均後，得出「平均值」，再以平均值加減三個標準差的範圍，即是「正常值」。但若以重金屬含量的正常值來說，臺灣人的正常值在歐美地區會被認定為中毒；相對的，大陸人的正常值以臺灣來看也會被認定為中毒，這當然和環境污染的嚴重程度有關。因此，所謂的正常值，僅能代表某個區域性人口的平均值。更何況，儀器再先進、精密，在檢查上仍有許多盲點。

健檢結果正常，為何會突然猝死？

近年來，中壯年人猝死的案例頻傳，死因多為心血管疾病，我個人也有過類似的親身體驗。

在納莉颱風的前一日，我因後頸部不舒服而赴急診室就診，當時醫師表示我除了頸部扭傷外一切正常；次日，我因疼痛未癒再次赴急診，醫師卻說是心肌梗塞，必須馬上做心導管手術、裝支架，並發了病危通知書，還住了三天的加護病房。

令人不解的是，心導管手術及裝支架屬於健保給付範圍，主治醫師卻要我自費裝支架。後來我向健保局申訴，他們給我的回覆是：「當時的情況未達健保給付標準。」亦即，當時可能只需要採取氣球擴張術即可，無需進行裝支架的不可逆治療。

但不管如何，我算是幸運的。我的同學曾任職於中部某大醫學中心醫師，生活規律，注重運動與養生。在四十九歲那一年，因胸痛進了急診室，經過醫師診斷無大礙後返家休息，結果隔天再次進急診室後就走了，死因是主動脈剝離。直到現在，我仍無法理解急診室醫師的處置。我曾在急診室任職過，當時醫院要求胸痛患者最好留院觀察二十四小時以上，並做相關檢查，確定無礙後再讓患者出院。如果急診室醫師也能這樣處理我同學的病情，或許就可以挽回一條寶貴的生命了。

許多人常不自覺地深呼吸、胸悶、胸痛，意識到脈搏不規則或心臟強烈跳動……等症狀，這些都是心血管疾病的前兆，甚而包含膝蓋痛、腳後跟痛都可能與心血管疾病有關。

但是，在做過心臟科心電圖、超音波及胸部X光檢查後，心臟科醫師通常會表明結果正常，爾後再接受運動心電圖、二十四小時心電圖檢查，結果也是正常的。於是，心臟科醫師表示，這些症狀可能是因為自律神經失調、焦慮、身心症……等所造成的。令人難以接受的是，既然檢查與診斷都如此明確是自律神經失調、焦慮、身心症，為何治療後症狀始終無法改善呢？那麼上述情況是診斷錯誤，還是治療錯誤呢？

如果上述情況真是心血管疾病的前兆，那麼，現代醫學對心臟及心血管所進行的檢查，是不是有死角呢？

有位患者曾談起，他的朋友在做完全身健康檢查的隔天，就因心肌梗塞發作而猝死；但兩週後，檢查報告出來，結果全部正常。而我的另一位同學，剛下飛機就因為心肌梗塞胸痛，緊急送往桃園機場責任醫院，再轉送榮總，數日後仍然不治死亡。

還有另一位患者，曾因為胸悶而到醫學中心的心臟科就診，醫師表示：「你的心血管有問題，但因為腎功能不佳，我要先調養你的腎功能。」一個月後，這位醫師又表示：「腎功能已經調養好了，可以做心導管。」隔天，這位醫師替他做了心導管手術，同時裝上六根支架。我聽了覺得匪夷所思，一個需要同時裝上六根支架的心臟，竟然可以經過一個月沒出問題，真是奇蹟。當然，這個案例我也問過其他心臟科醫師，有位主任告訴我說，這叫作美容性支架。

舉這幾個例子，只是想告訴大家，心血管疾病在每個患者身上的症狀表現是天差地別的，不能因為別人僥倖，就認為自己也可以安然度過危險。

在臨床上，我常碰到這種例子，當醫師告知患者心臟可能有問題時，患者常不自覺且嚴重缺乏病識感。有些人甚至長期將「病態」當「常態」，他們不覺得自己胸悶、胸痛（最簡易的自我判定為「是否經常不自覺的深呼吸」），肩頸僵硬、酸痛也是有問題的，但他們早已習慣與疾病為伍。

中風有高血壓做為指標，但心肌梗塞卻往往突如其來。有極高比例是平時健康報告檢查為正常，卻在急診室被診斷為缺氧性心臟病（心肌梗塞），甚至DOA（到院前死亡）。雖說心臟內科的檢查，在平時只有胸悶與輕微胸痛的症狀時，很難做出診斷，但無法診斷並不表示沒有嚴重的心血管疾病。

誤診到底是誰的錯？

現代的醫師到底是如何做診斷的呢？中醫是以望、聞、問、切，而西醫也不脫離這個範圍，同時再加上一些抽血檢查、照X光和超音波，甚至藉助更多的儀器，如電腦斷層、核磁共振……等，來幫助瞭解患者的疾病狀況，有時缺少其中一項檢查，就有可能造成整個治療全盤錯誤。

在臺灣，還有很多醫師只靠患者的主訴來決定治療和檢查方向，甚至於連檢查都不做，患者主訴完了，藥也開出來了。然而，患者對於自己的病痛描述大多不夠完整，這時有可能會產生以下問題：

- 患者的描述完全是錯誤的，不但沒有談及重點，還講了一堆無關緊要的事，醫師也沒有耐心詳細追問，而造成後面的治療錯誤。
- 當醫師發覺不對而追問時，患者卻完全無法理解醫師的問題。因為醫師是站在自己的角度，以為「這麼簡單的道理，患者應該聽得懂」，但事實上，真的有很多人聽不懂，造成醫病之間對於疾病的描述與溝通，存在著嚴重的落差。
- 醫師根本不知道該怎麼問，或所提出來的問題方向是錯誤的。

若發生問題，很有可能會造成醫療糾紛。因此，不只是患者要學會溝通，醫師更要學會如何引導患者與醫師溝通，因為醫療糾紛最大的問題是醫病之間的誤解，包括患者因為沒經驗所造成的無知、醫師的傲慢等，而這種情況是最容易避免與預防的。

其他醫療糾紛，有些是因醫師的手術失敗、醫學科學發展的專業和技術不夠進步所導致的。要避免這些糾紛，則有賴於醫師本身對醫術的再精進，以及醫學科學更專精的研究。

有時，患者與家屬的不夠理性，也是發生醫療糾紛常見的原因。患者與家屬之間的親密關係，往往會造成情緒上的衝動。此時，只能仰賴時間讓情緒慢慢平復，而醫者必須要以耐心和同理心來對待患者與家屬。

身為醫者，一定要有職業道德。同時，也期望患者與家屬能夠瞭解醫師只是一個人，不是神。每個行業都有為人詬病之處，患者也只能要求醫師盡可能做到十全十美，而不是動輒以訴訟、恐嚇的方式來對待醫師，最後造成臺灣犯罪率最高的行業是醫師。醫病關係的緊張，絕對不是大家的福氣。

開刀就能永除後患嗎？

雖然有些醫師說：「身體裡有一些『沒有用的器官』，像扁桃腺、盲腸或不再生育的女性子宮，甚至脾臟，如果留著是禍害，把它切掉也沒關係。」

可是，真的沒關係嗎？為什麼上天會造給我們沒有用的器官呢？會不會以後發生什麼症狀，是因為切除這些器官所引起的？我們能不能用「不切除」的醫療方式來解決呢？

即使我是從事臨床醫學近三十年的專業醫師，對於上述問題的答案，依然很茫然——「我不知道」。因為截至目前為止，醫學上沒有任何數據可以證明「什麼器官摘除之後，會導致什麼樣的疾病」，而未來的結論如何，相信誰也不敢妄下定論。

我認為，**無論是何種疾病，只要治療方法具有「不可回復性及侵入性」時，醫師應該考慮患者的病情、發作次數，以及發作病史、年齡、教育程度、醫療專業知識、認知和溝通的程度等因素再做決定。**

就像我自己的例子，第一次心肌梗塞發作時，是正值四十四歲的壯年，症狀輕微到未符合健保給付標準，加上我是專業醫師，為何不先用衛教方式，如改善生活習慣與飲食方法……等做為治療處方？急性發作時，也應使用心導管手術，再用氣球擴張術來撐開血管，而不是急切的要我簽字自費裝支架。

當被告知因心肌梗塞病危，需要動手術時，大多數患者都會感到如五雷轟頂般的措手不及，也沒有心思去想其他問題，往往也只能恐慌的接受，並在手術前，用處理後事的心情交代每位家人該做的事情。雖然內心深處很想問，難道沒有其他替代方案嗎？

當患者或家屬對治療方式存疑時，代表醫病關係出現了不信任。這並非說醫師是不容懷疑或患者不能問問題，而是醫師並未與患者和家屬充分溝通並取得信任。**如果真的無法信任醫師又得不到解答，不妨考慮停止診療或換一個你能信賴的醫師。**我的做法是，當患者或家屬在我充分且詳細的說明後，仍然表示疑惑，或有任何一位家屬不信任時，我會馬上停止治療，並建議他們重新考慮或直接換醫師。

Chapter 2
想看病，我還有其他選擇嗎？

1 另類醫療選擇──能量醫學
2 傅爾醫師，您真是太神奇了！
3 一次就能對症下藥的傅爾電針
4 我的藥物診斷學
5 預防醫學與抗老化

劉醫師 如是說：

「心」與「動脈」的健康，是人們「抗老化」的基石。

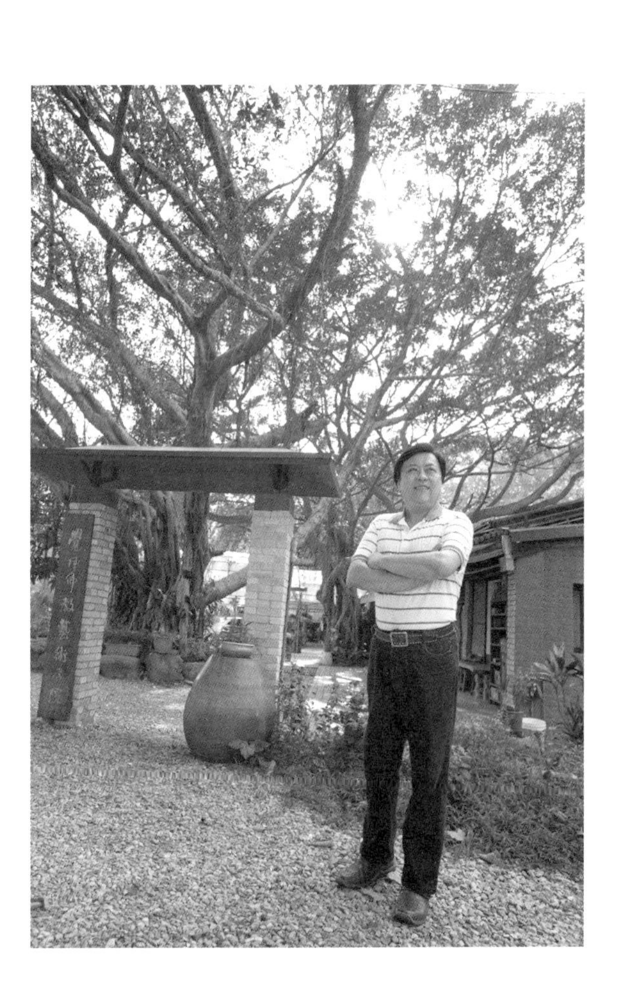

1 另類醫療選擇——能量醫學

要瞭解「能量醫學」，必須先知道何謂「另類醫學」（Complementary and Alternative Medicine，簡稱CAM），它是主流醫學以外，各種對身體健康有幫助的醫療方法。在美國發行的《另類醫學定義指引》中，列舉出四十個另類醫學項目，而能量醫學即是另類醫學的其中一項。

該書對「能量醫學」有相當明確的定義：「**『能量醫學』是利用人體所發出的電磁頻率及器官電阻來檢測身體疾病的方法，也就是利用人體電磁來篩檢出可能造成現在或未來身體疾病的能量不平衡之處**。這些受阻能量的電流，可以透過生物能量的處理技巧，或輸入電子能量訊號，來協助患者恢復健康，重建一個正常與平衡的身體狀態。」

上述「能量醫學」的定義，就是以傅爾電針檢測身體疾病的醫療方式。已過世的臺灣能量醫學前輩鍾傑教授（前榮總醫院傳統醫學中心主任）所開發出來的「秦值測量儀」也是同類的診測儀器。在德國，這類儀器稱為「傅爾電針」（EAV），在美國則稱為「EDSD」（Electronic Dermal Screening Device）。

這些儀器都可以檢測出身體能量的平衡與否。當能量不平衡時，將會導致疾病的發生，因此透過這些儀器檢測出人體的能量變化，可做為疾病的早期預警系統。若能在身體發生化學及電位變化時，也就是尚未產生病變之前，以能量治療的方法幫助患者恢復能量平衡，就可避免身體進入細胞變化期，而造成細胞的損壞，甚至組織器官的衰敗。

若以廣義來說，任何一個用物理學角度來檢測及治療人體疾病的方法，都可以稱為能量醫學。例如：X光、心電圖、核磁共振、電腦斷層攝影等，都是運用物理方式來檢測人體；另外，以物理方式來治療人體的有：咖瑪刀（Gamma Knife）、放射線療法、低週波、復健科物理治療、頻率治療等。

除此之外，更廣義的能量醫學是可以擴及天地萬物的，因為能量無所不在。以原子來說，原子核中有質子和中子，原子核外面附有電子雲，而電子雲是不斷流動的，因此能量會在電子雲間相互流動；而所有的原子集合成分子，然後形成一個物體，即使是一塊沒有生命的木柴，它的電子雲還是處於流動狀態，所以木柴也有能量；燃燒木柴會產生火，火會產生熱，這些都是物質形態改變而造成的能量轉移。

所謂物質形態改變，是指木柴在燃燒過後變成灰，而其燃燒過程中所發出的熱能，可以讓我們用來燒飯、煮水；又如我們需要吃飯，正是為了將米飯的能量轉換成身體的熱能，這些能量的轉變時常發生在我們的生活中。

甚至包括化學性的醫學，例如給患者的藥物，每顆藥物都同時具有化學性與物理性，都是質子、中子、電子所構成的分子結構，因此藥物也可稱為是一坨電子雲，只是當分子排列相異時，便會造成電子雲的化學與物理性質不同。因此我們要瞭解，即使是化學性的物質，也有物理性的層面。

單是「能量醫學」這個名詞，就有好幾種不同說法。有人主張應稱為「生物能醫學」，因為每個生物都帶有生物電能，而電能就是能量醫學的研究基礎與根據。不過，也有人見解不同，另取名為「第三醫學」，因為西醫、中醫可說是第一醫學與第二醫學，而能量醫學既非中醫也非西醫，所以命名為「第三醫學」。舉凡民俗療法、巫祀療法，甚至跌打損傷業者，均被視同第三醫學。

雖然名詞上的差異可能會讓人分不清何者才是真正的能量醫學，不過從其醫學起源來探索就明白了，不管稱為「能量醫學」或「生物能醫學」，乃至含混不清的「第三醫學」，均是起源於德國的傅爾醫師。（有關傅爾醫師與傅爾電針的詳細介紹請見本章77頁。）

此外，**在現代生理學的研究中，發現人體器官產生病變時，其細胞會有兩個階段的變化，初期的異變只在細胞四周的體液中進行，尚未影響其內部的化學構造，稱為細胞變化的體液期階段。而現代醫學在診斷疾病時，必須等到細胞體出現異常變化後，才能診斷出可能的症狀**，像是早期篩檢癌症的技術——病理穿刺及切片，均屬如此。因此，分子醫學（註1）與核磁共振（註2）就朝著探析體液期變化的方向在摸索。而從事生物能研究的學者專家們會發現到，人體細胞出現體液期變化時，細胞上的電能就會有所改變。換言之，生物能檢測儀在這方面的偵測效果頗佳，而生物能場研究的召集人臺灣大學校長李嗣涔教授即指出，這是很好的「預防醫學」方向。

註 1.分子醫學：以分子的觀點來看醫學現象的一門學問，是探討基因、蛋白質與細胞的基礎醫學。

2.核磁共振：利用強力的磁場和電磁波，再經電腦分析而重組出身體內部構造的影像，來判定人體疾病的位置及形態。

東方觀點的能量醫學

中研院物理所研究員王唯工所開發出的「脈診儀」，可說是讓中醫領域大步跨入現代科學的最佳印證。他從壓力與速度方面來探討血液，進行衍生位能與動能的差別研究，最後還將「氣行血」以牛頓力學加以導出，並能準確的用方程式來記錄與表達。

王唯工教授認為，「能量醫學」或「生物能醫學」的名稱為何根本不是爭論的重點，重要的是這套醫學研究的內容，因此他說：「用一個『氣』字就能形容。」亦即無論是能量醫學、生物能醫學，全是以「氣」為主軸。

「氣」究竟是何方神聖？鍾傑教授說：「氣就是能量。」王唯工教授更具體指出：「氣就是促進功能。」他表示，各器官有不同作用與功能，氣就是加強或促進該器官原有的功能。這股「氣」可以決定人的健康與否，更可由「氣」的運行與頻率看出病灶何在。

按照王唯工教授的脈診儀，人體的十二經絡可分別測出「能量」、「頻率」、「血液」等三種現象之過量或不足。如此一來，中醫的把脈不僅能夠科學化，甚至還可「把」出兩個三乘十二次方，再加上一個二乘十二次方的龐大數目之脈象。王唯工教授指出，人體的疾病表現在「氣行血」上，是因為位能分配不對或是頻率不對所致。簡單來說，各器官的頻率使人體猶如一部大型樂器，只要傳出的頻率不對，就如樂器走音一般，表示有某個部位出問題了。此外，能量的過高或過低、欠血與否，也會造成身體的不適。

人體是細胞、組織或器官的組合，而最基本的結構就是一群原子。**每個器官都是一坨電子雲，都具有磁場；器官與器官之間，無論距離遠近都會相互影響。例如，肺與肝之間隔著橫隔膜，在西醫看來，肺與肝的關連甚少，但從電磁場的角度來看，肺與肝的相互影響甚大**（中醫認為肺屬金，肝屬木，在五行上為金剋木）。

我認為，中醫對人體的看法，有些比西醫更容易解釋患者的疾病成因與治療方法。舉例來說，患者被診斷為肝火旺時，處方通常用退肝火的藥物。但若以傅爾電針檢測，經常會發現適合此種患者的藥物，是依「滋腎水以榮肝木」及「實者瀉其子」（心火為肝木之子）的原理，所開出的「滋腎陰」及「瀉心火」處方。

表面病因與實際病因的診斷，常有相當大的落差，治療效果當然不同。因此，傅爾電針與藥物診斷學對於疾病的診斷與治療，有其不可忽視的重要性，可以和任何一種醫學領域相輔相成。

能量平衡就能維護健康

在能量醫學的臨床診治中，相同的症狀如頭痛，不同人可能服用不一樣的藥物；即使是同種類的藥物，也會因每個人的病情輕重程度不同，而給予不同的劑量。相反的，同樣是罹患心臟病，有人會覺得腸胃不舒服，有人會覺得胸悶、心悸，雖然表現出來的症狀不一樣，卻常使用相同的藥物來治療。這就是古書上所說「同病異治」、「異病同治」的道理。

能量整合醫學將人視為一個整體，強調善用中醫、西醫、能量醫學及另類醫學之整合療法，同時照顧一個人的身、心、靈三方面，不但可以防患未然，還能發展健全的身心。主要是以整合療法的能量調整方式，來打通身心的阻塞能量，使全身氣血暢通，恢復身體的能量平衡，喚醒人的免疫（即自我療癒）能力。

「健康就是平衡」是能量醫學的目標之一，所謂平衡可以存在於身心的能量場，以及身體、情感與心理狀態中，可以反應人與自我的關係、個人與他人及環境的關係。

另類醫學對醫療的看法，與現代醫學的對抗療法相去甚遠。它建立在身心整體關係平衡的新觀念上，認為人體有天生的免疫系統可發揮自我保衛功能，是一個相當完美且微妙的有機體。其中，能量醫學以藥物診斷學為基礎，合併針灸、整脊、螯合療法、荷爾蒙療法、維他命療法、順勢療法、醫學芳香療法、花精療法、玉療、磁療、色療等方法，整合多元治療方式，來調整電磁場的平衡、細胞的穩定，及修復組織器官所受到的傷害，以治癒疾病。

多元療法可以減少許多單一療法的限制與盲點，彼此相輔相成，再加上醫師臨床經驗的判斷與選擇，不僅可以有效、快速的治療疾病，甚至可以在疾病形成之前，即治其未病。

能量整合醫學之優點

- 以不同醫學的理論基礎，補足其他醫學的盲點。
- 以不同醫學的治療方式，彌補其他醫學的不足及治療的副作用。
- 過敏性（不合體質）的食物或日用品的篩選，可減少人體傷害，使人體更有韌性。

能量整合醫學臨床使用範圍

- 主訴自覺身體不適，但現代臨床醫學檢查正常者（不一定全是身心症或自律神經失調）。
- 現代醫學檢查異常，但治療效果不好且致病原因不明者。
- 現代醫學難治之症（含癌症）的輔助療法（含安寧治療）。
- 一般患者使用各種醫學方法治療，但效果不彰者。

臨床上能量整合醫學的運用方式

- 正確使用藥物的種類及劑量，治療已發生的疾病。
- 預先找出已有「症狀」但未形成「疾病」的問題，可先除去「症狀」，使其不會造成「 疾病」。
- 在細胞電位異常時，即可檢測出疾病的先兆，而達到預防醫學，即淮南子所說：「不治已病治未病。」
- 在主流醫學的過敏檢測中，確定對某食物過敏的患者，假若是對牛奶過敏，傅爾電針可以在市面上諸多品牌牛奶裡，篩選出患者可以食用且不會造成過敏反應的品牌。此篩選方式適用於所有食物與用品。
- 可幫精神科患者選擇正確種類、正確劑量的藥物，讓患者在最少副作用的情況下使用藥物，而能重新加入社會行列。

· 可對過動兒做正確的診斷及矯正治療。

· 可預測及預防退化性疾病。

「能量」產品可信嗎？

目前，利用電阻、電子儀器與電腦等現代科技及設備，來解讀人體「氣行血」的研究，正在國內方興未艾。在各方好手的研發過程中，各有進展，也各有收穫，不過幾乎所有的研究學者與專家都表示，能量醫學的商品化還有待觀察。**每個人的能量狀態變化萬千，有的過多，有的不足，有的要洩，有的要補，必須要經由醫師或深諳該原理與儀器者來檢測。**

近來有不少商業產品，都是以「能量」二字為訴求，有的是標榜能治病的能量屋，還有能量水、能量巾等，似乎打上「能量」二字，健康與市場就跟著來，這是相當危險的。**以「能量」為訴求的商品，忽視了個人間的差異，可能會適得其反。因此，市面上的「能量」產品，與真正合乎現代科學要求的「能量醫學」，還有極大的差距。**

治療方法不只一種

美國班傑明．若許醫師（美國獨立宣言簽字者之一）說：「除非我們能設定法令確保醫療的自由，否則醫藥界遲早會自成一股獨斷的勢力」。

在美國，民眾從生產、看病、住院、安養、療養到復健等，都要看美國醫療協會的臉色。它決定所有的醫療政策，也影響所有人的醫療權益。美國醫療協會從不鼓勵民眾以另類療法來取代傳統的藥物或手術治療；在漠視之外，更公開抨擊另類療法的存在價值。美國醫療協會一位頂尖的醫師後來承認，他們抨擊另類療法，主要是怕生意被搶走。

西方醫學無法對疾病的預防提供什麼建議，又太過依賴昂貴的科技儀器，開出未必對患者有益的藥方，美國民眾對醫師所提供的服務越來越不滿意；醫師本身也充滿無力感，因為他們所受的訓練就是這些。當患者的治療效果不佳時，醫師總是怪患者延誤了治療時機，而不反省自己是否誤診或誤治，造成患者耽誤了最佳治病時機。在臺灣，也有類似的問題與相仿的醫療制度。

美國的癌症患者通常只能選擇開刀、化療與放射線治療。1993年12月，美國國會議員柏克萊・白岱爾罹患前列腺癌，在尋遍名醫，接受主流醫療無效後，開始嘗試另類醫療，最後果然治癒了。他瞭解到，原來醫師只相信主流醫學才能治療疾病，其他方法都是騙人的；因為學校就是這樣教導他們的。

以臺灣來說，目前醫界對於術後及癌末疼痛的控制，是給予患者低劑量的嗎啡，自費定價一次約新臺幣數千元。但是嗎啡有其副作用，尤其藥效過後的疼痛感會更強，並且會影響到術後的痊癒效果，**此時若能使用另類醫學中的針灸、醫學芳香療法、磁療法來減輕疼痛，不僅效果比使用嗎啡要好，無副作用，且能幫助術後傷口癒合及疾病的復原。**

另類醫學也能為癌症患者提供不同功效的治療方法。例如，癌症患者在進行手術或化療、放療前，如果能接受維他命與營養補充療法，絕對可以幫助患者更有體力的面對這些治療，並有更快的復原力。

整合醫學是以患者為中心的醫療模式，強調整合所有對患者有利的各種醫療方式，同時用在同一個患者身上。以我自己為例，由於車禍造成頸椎嚴重受傷，而實施頸椎椎間盤置換手術，置換頸椎三、四節，四、五節，五、六節共三節，必須全身麻醉，且手術時間長達八小時，從離開病房到回病房共十四個小時。回病房後，我立刻使用玉磁療法於治療外傷的穴道——陽陵泉，並配合中醫經絡理論使用醫學芳香療法。結果，我在兩小時後就能排氣，三小時後拔除導尿管，雖然仍有疼痛感，但隨即可自行小便，這是使用另類醫學來輔助主流醫學的最好例證。

治療與保健雙效合一

「藥治不死病」，醫學未能治好的疾病，或許只是當時沒有選對正確的醫療方式及藥物，主流醫學如此，另類醫學亦然。

那麼，另類醫學的價值又是什麼？

首先，它提供患者另一種治療的選擇，可從另類醫學中找出最正確且適當的方式，來治療「可以被治療」的疾病，達到更佳的治療效果。在主流醫學裡無法治癒或對治療結果未盡滿意的疾病，也許使用中醫、螯合療法、醫學芳香療法等，反而可以得到一些改善。但我要重申的是，這並非指另類醫學可以治好所有的疾病，因為Nothing is everything，沒有一種醫療方法是萬能的。同理，在另類醫學裡無法治癒的病，也許用西醫會更有效。

其次，另類醫學可做為患者的照護方式。例如，癌症患者進行手術或化療，在消滅癌細胞的同時，對於正常細胞、體力及元氣同樣具有強大的殺傷力；此時若合併選用另類醫學療法，可以將傷害降到最低，並且在術後快速恢復患者的生活品質，讓患者身心能在最安穩、舒適的狀態下休養生息。

因此，另類醫學是以兩種方式來診治疾病：一是用另類醫學的方法來檢測與治療疾病；另一種則用另類醫學來彌補傳統治療的不足，以減少使用傳統藥物治療所造成的副作用。

另類醫學最大的好處，是它可以在疾病尚未形成之前防患於未然，即所謂「上醫治未病」。任何一種醫學或治療方法，只要善用都可以成為預防醫學，即使是營養補充，只要能充分且完善地補充真正需要的營養，也能成為良好的預防醫學。

有時，小毛病可能是大危機。有許多疾病的警訊早就不斷在生活中提醒我們，只是我們總認為是小毛病，要不然就是把病態當常態，而忽略及早治療的先機。如果以「0」來表示健康，而「10」表示疾病的產生，1～9代表不同程度的症狀，這些症狀往往是發病的前奏。但主流醫學的現代儀器多半僅能以「0」或「10」，即健康或疾病、正常或不正常的二分法來做判讀，容易忽略1～9這段疾病尚未形成的黃金時機；而另類醫學可以補強這個部分，為人們的健康做好把關的動作。

威廉·泰勒（史丹佛大學醫學博士、能量醫學界先驅）指出：「無論如何，企圖以化學方式治療疾病，常會造成無可避免的副作用，並使人體產生對藥物的抗藥性。」因此有許多傳統治療者及醫學倡導者走向另類醫學領域。

另類醫學整合療法強調的是，恢復人體的自我復元能力與抵抗疾病的免疫功能，並降低人們對藥品的依賴。醫師的角色在於強化人們與生俱來的自癒能力。雖然各種療法的施作方式不同，但共同的特點是：尊重人體內部的調整機能，探索如何協助人體恢復自我療癒的能力。**治療的藝術在於恢復人體的身心平衡，而疾病傳達的是一種警訊，是生命過程中啟動身體自我療癒的一次機會。**

或許有人會問，另類醫學有可能完全取代主流醫學嗎？我並不認同，但也不會因此抹殺另類醫學的存在價值。**當主流醫學出現限制時，另類醫學可以彌補它的不足；相對的，當另類醫學出現盲點時，也需要主流醫學的支援。**

在歐洲，90%以上的醫學院都有傳授另類醫學課程；而美國有將近80%的醫學院，開辦不同類別的另類醫學課程，列為學生的必修學分，可見另類醫學的價值是備受肯定的。可惜的是，臺灣的醫學院一直未能把另類醫學加入基礎醫學與臨床醫學的課程中。

生命擁有無限可能

每一種治療方法皆有其優點與限制，因此可依患者當時的症狀及病情來選擇最適合的療法，而非執著使用某種療法做為唯一的選擇。例如，因過敏而有鼻塞症狀者，可輔以醫學芳香療法改善症狀，但根本解決之道還是在於體質的調整，需要以藥物或其他療法進行。

我所採用的另類醫學療法，大多是經過國內外專業認同的理論及方式，並確定有療效的項目。我認為，**最好的治療是合併主流醫學和另類醫學的優點，使其互助互補；當某種醫療方式治療失敗或遭遇困境時，每位患者都有權利尋求另一種醫療方式**。

為了避免另類醫學的治療過程與結果招來誤解，每當我接受在主流醫學院所治療效果不彰的患者時，我會向他們說明：第一，診斷與治療不能只以另類醫學為主；其次，必須要繼續接受主流醫學的治療與檢查。因為我認為另類醫學也需要做到具有科學依據的實證醫學。

因此，我會以傅爾電針為患者檢測主流醫學醫師所開立的藥物是否適合患者使用，如果不適合便要求立即停用，由我另外開立適合患者服用的處方給患者。在治療的過程中，我也會要求患者與原來求診的醫療院所維持門診關係，由當初的主治醫師為患者進行檢查，以評估病情的變化，並確認治療效果是否需要改進。這是基於尊重與認同主流醫學的科學檢查與評估，而非只以另類醫學為評斷標準，等於是雙重監控，對醫師和患者來說是最安全的做法。

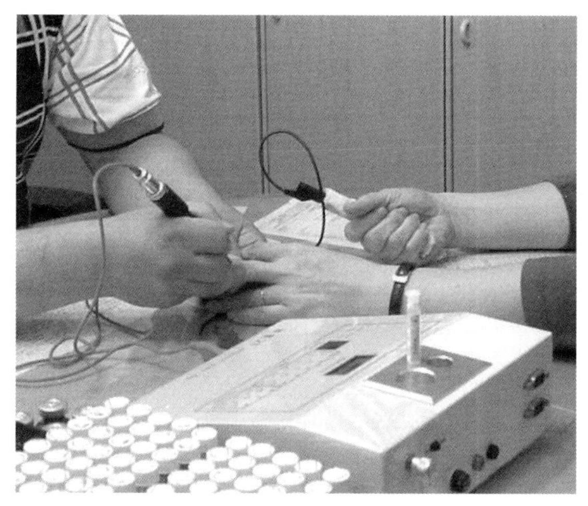

◀劉醫師使用傅爾電針為患者檢測

下圖說明為我們診所的看診方式，以供讀者參考：

醫師用傅爾電針，在患者的手指檢測點進行診斷。

↓

醫師從患者的身體器官與組織電位變化，診斷出疾病。

↓

透過傅爾電針，篩選適合患者的藥物類別及劑量。

↓

醫師詳細向患者說明疾病的症狀及原因。

↓

醫師與患者討論，確認病症後，開出適合的藥物與劑量給患者服用。

2 傅爾醫師，您真是太神奇了！

能量醫學起源於傅爾醫師（Reinhold Voll, 1909～1989）。傅爾早期念的是電機工程，後來攻讀西醫，再研究中醫。他融合中、西醫的觀念，發現人體如同一坨大電子雲，而每個器官可視為一坨坨小電子雲，且各自形成一個電磁場。後來，他運用電子和電機的基本原理，發明一套測量各器官電阻變化的儀器，用以診斷及治療疾病，這套儀器以傅爾醫師之名，命名為「傅爾電針」（EAV）。

接著，傅爾醫師又運用低頻與人體電磁場共振的原理，來平衡人體電位異常時的變化，以達到治療疾病的效果，這是後來他所研發的「低頻療法」。由於傅爾電針與低頻療法對於醫療的卓越貢獻，傅爾醫師於1983年榮獲諾貝爾傳統醫學與針灸獎的提名。

後來，他罹患膀胱癌，在接受外科手術之後，經常需要更換導尿管。於是，他每天運用傅爾電針選取尿道與膀胱的檢查點位置，並更換低頻療法來平衡這兩個檢查點的電位異常，之後數年都不需要更換導尿管，癌症也未曾復發過，直到1989年因心臟病去世，享年八十歲。

經絡分布表

手部		中醫理論	傅爾系統
第一指	橈側	肺經	淋巴
	尺側		肺
第二指	橈側	大腸經	大腸
	尺側		神經
第三指	橈側	心包經	循環
	尺側		過敏
第四指	橈側	三焦經	器官退化
	尺側		三焦 內分泌
第五指	橈側	心經	心
	尺側	小腸經	小腸

腳部		中醫理論	傅爾系統
第一趾	脛側	脾經	左脾 右胰
	腓側	肝經	肝
第二趾	脛側		關節
	腓側	胃經	胃
第三趾	脛側		結締組織
	腓側		皮膚
第四趾	脛側		脂肪
	腓側	膽經	膽
第五趾	脛側	腎經	腎
	腓側	膀胱經	膀胱

傅爾電針的源起，是傅爾醫師在研究中醫時，發現兩千年前古代中國繪製的經絡圖，竟然與實際檢測患者身上的電能變化路線圖，幾乎一模一樣。

中醫強調「通則不痛，不通則痛」，經絡就像隱藏在身體裡的電線，負責傳導「氣」（能量）；而經絡上的穴位就是能量集中點。傳統中醫的針灸原理，是藉由針灸穴位，讓「氣」在經絡裡的流動更加順暢，進而增進身體健康。

傅爾醫師也在人體上發現許多電阻很低的特定檢查點，這些點與傳統中醫的穴位經絡大致相同；不同的是，相對於傳統中醫裡的肺經位於大拇指橈側，傅爾卻認為肺經位於大拇指尺側，而橈側的位置是淋巴。另外，傳統中醫認為脾經位於腳趾的脛側，傅爾卻認為位於左腳的脛側是脾臟，位於右腳的脛側是胰臟。

當身體發生病變時，相關的經絡與穴位便會產生異常阻礙與改變，此時，藉由傅爾醫師發明的穴位電檢法，即可透過電阻變化來一窺身體器官的健康狀況。換言之，穴位電檢法是將經絡的氣能量轉換成電量，以診斷患者的病因。

在傳統中醫經脈理論之外，傅爾醫師還加上幾個系統，在手的部分包括：淋巴系統、神經系統、血管系統、過敏系統與器官變性系統（註）；在腳的部分包括：胰臟系統、關節系統、結締組織系統、皮膚系統與脂肪系統。

註 器官變性系統：為傅爾電針檢測細胞惡性病變時，在細胞電位變化時，即可發現的檢查點。細胞病變最早期是電位變化，然後是體液變化，最後才是細胞變化。

各系統代表檢查點

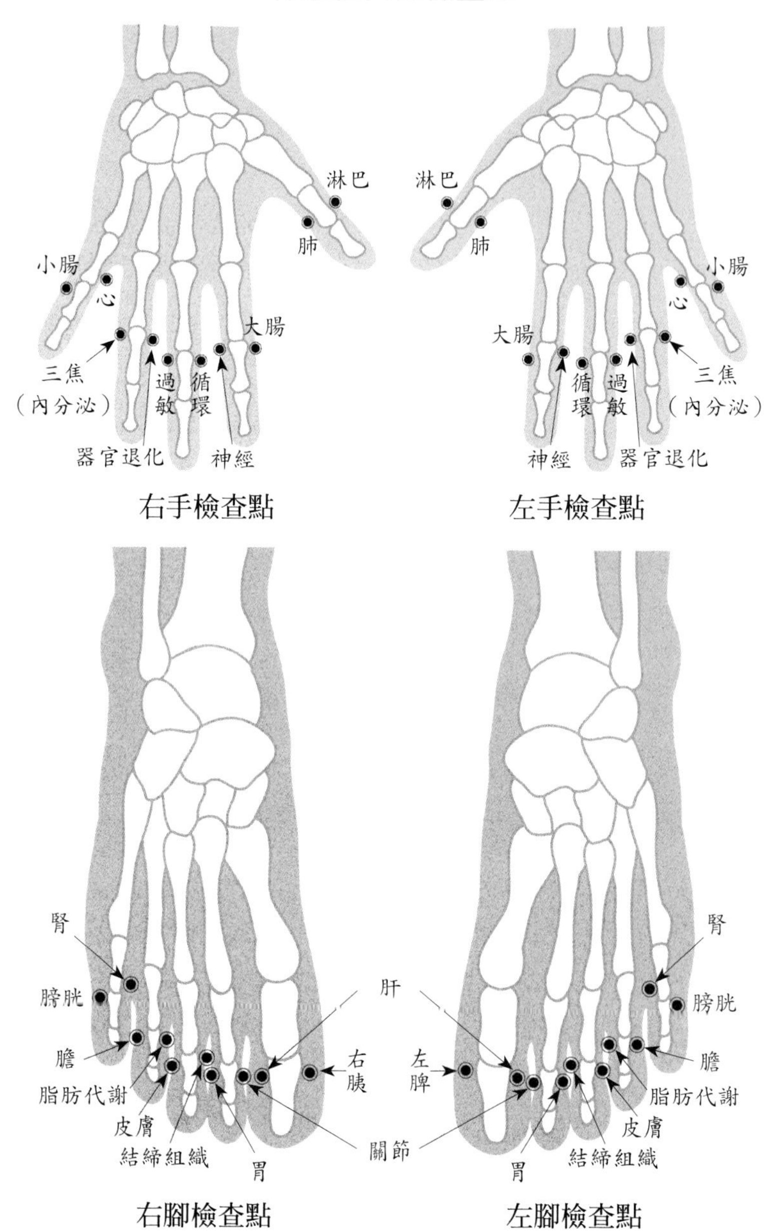
淋巴
肺
小腸
心
大腸
三焦
（內分泌）
過敏
循環
器官退化
神經
右手檢查點
左手檢查點
腎
膀胱
膽
脂肪代謝
皮膚
結締組織
胃
肝
右胰
左脾
關節
右腳檢查點
左腳檢查點

傅爾電針的穴位電檢法

操作傅爾電針時，首先要在人體的手指和腳趾上，分別找出代表各個器官系統的檢查點，這些檢查點分布在左右手（左右腳）相互對稱，且每個指頭都有兩個檢查點。檢測時，被檢查者必須一手握住沾濕的銅管，一手接受電能探測棒的點觸。只要器官的電阻有變化，所測得的電量就會產生變化，同時會透過傅爾電針的喇叭音量變化來呈現，如樂器走音一般，顯示人體的某個器官出問題了。因此，一個臨床經驗豐富的醫師可以在短短數分鐘內，用傅爾電針明確測出疾病的方向，並加以正確的治療。

傅爾電針最大的優點，是在器官只有電位的變化，而細胞組織尚未產生病變之前，即可被檢測出來。但因為無法從現代醫學的檢驗角度被發現，自然也不易使人相信與接受。後來，將傅爾電針合併藥物診斷學來檢測患者，就可明確知道檢測值與症狀的相關性，也就增進了溝通的便利性，有利於達到預防醫學所要努力的終極目標——上醫治未病。

傅爾電針的發明為醫療領域帶來劃世紀的變革，為了使傅爾電針發揮最大的功效，各國多與其他療法搭配使用：

- 德國：多與順勢療法藥物，以及電頻治療合用。
- 美國：多與順勢療法藥物合用，少與電頻治療合用。
- 臺灣：除了與順勢療法藥物及電頻治療合用之外，還有以下方式：
  (1)與中藥合用，內外用均可，有化學性，也有物理性。
  (2)與西藥合用，內外用均可，有化學性，也有物理性。
  (3)過敏食物測試。（與抽血檢查過敏食物的方法不同。）

各種療法的治療屬性

療法	屬性
現代西方醫學	化學性療法
傳統中國醫學	化學性療法
維他命療法	化學性療法
螯合療法（幹細胞理論療法）	化學性療法
醫學芳香療法	化學性療法
順勢療法（同類療法）	物理性療法
花精療法	物理性療法
低頻療法	物理性療法
針灸	物理性療法
整脊療法	結構性療法
生機飲食	營養性療法
磁石療法	物理性療法
玉石療法	物理性療法
色療法	物理性療法

(4)日用品測試，包括化妝品、染燙髮液、隱形眼鏡清潔、保養液、衛生棉……。

(5)水的選擇，包括食用、外用。

(6)醫學芳香療法精油的選擇。

(7)花精療法對花精的選擇。

(8)依據幹細胞理論療法，為每位患者選取營養素種類與劑量。

傅爾電針的多元效用

1. 診斷疾病

藉由觀察指針上的刻度（數值）及指針偏墜等電阻變化情形，可以判斷是發炎、退化，還是正常狀態。

當人體器官纖維化、細胞發生病變時，因器官不再有活力，細胞新陳代謝不足，會產生退化、老化現象，此時導電度會減弱。因此，當微電流經過人體器官時，會因細胞阻抗上升，導致測量值降低。

若要改善退化所引起的疾病，在疾病發生的前期可利用營養療法及中藥補劑；若懷疑有惡性腫瘤的傾向，可利用順勢療法中的各種癌症製劑來治療，較為安全且有效。

器官系統的退化與老化，往往不易察覺，因此若不懂得傾聽身體的聲音，可能會突然發生令自己震驚的各種疾病。至於是哪一種疾病，則取決於父母和祖先基因的傾向。一般而言，器官退化的高危險群可能會面臨以下疾病：

· 癌症
· 阻塞性腦中風
· 心肌梗塞（缺氧性心臟病）
· 尿毒症
· 肝硬化
· 糖尿病
· 上消化道出血
· 自體免疫性疾病

2. 能量的定量化

氣功中的「氣」，指的就是能量，但傳統以來，始終無法將「氣」化為定量，而藉由傅爾電針的應用，即可將身體的能量予以定量化。

最初傅爾醫師發明傅爾電針時，將器官測量值設定在0～100之間（單點的正常值為50，四象限的正常值為80），但這個數值沒有單位。一直到鍾傑教授將這套學問引進國內後，不斷研發及改良，並訂定以「秦」（Chin）做為測量能量（氣血）的單位（單點的正常值秦值100，四象限的正常值為秦值160）。從此，人體的能量（氣血）不僅能透過能量醫學加以定量化，且有了「秦」值這個測量單位。

傅爾電針的測量方式大致可分為三類：第一類為四象限測量法，第二類為四十點單點測量法，第三類為改良式測量法。在臨床上效果最具實用性的是第三類。

第一類：四象限測量法

在正常情況下的測量值為80（秦值160）。

第一象限：左手、右手（反應身體上半部狀況）。
第二象限：左手、左腳（反應身體左半部狀況）。
第三象限：右手、右腳（反應身體右半部狀況）。
第四象限：左腳、右腳（反應身體下半部狀況）。

第二類：四十點單點測量法

1. 單點值：

大於50（秦值100），代表器官系統有發炎現象。
小於50（秦值100），代表器官系統有退化現象。

2. 四象限值：

大於80（秦值160），代表器官系統有發炎現象。
小於80（秦值160），代表器官系統有退化現象。

3. 指針偏墜：

當身體器官退化時，本身的生物電阻對測量電流無法保持固定阻力，因此單點值或四象限值會由正常值快速下降到正常值以下。

第三類：改良式測量法

傅爾電針雖然強調指針偏墜現象，但由於這種方式耗時費力，因此德國VEGA TEST採用改良式測量法。先任選一個測量點做為基準點測量後，再確認測量的方向與力量，使每次測量標準化以後，加上測量物，諸如食品、藥品、日常生活用品……等，再測量，認定此測量物－「是」或「否」，來決定受測物與受測者的協調性。

其優點為：

1. 相對值的測量，有別於傳統的絕對值，可提高效率和準確度。

測量值的病理解讀表

秦值 測量值	傅爾電針 測量值	病理解讀
200～180	100～90	全部發炎
180～160	90～80	部分發炎
160～130	80～65	興奮累積
130～100	65～50	生理區興奮
100	50	正常
100～80	50～40	早期退化
80～60	40～30	退化前期
60～40	30～20	明顯退化
40	20	退化後期
20	10	—

2. 對藥物的運用，可做定性定量的決定，避免患者服用錯誤的藥物種類及劑量。

無論選用哪種測量法，重要的是能出現準確的測量值，來做為病理現象的判讀，醫師才能進行後續的診療及處方。

3. 推測遺傳來源

傳爾電針的神奇之處，除了依據身體器官的電阻變化，來判斷器官疾病的方向外，還可以用來推測遺傳來源。一般來說，華人的左側為父系強勢邊，右側為母系強勢邊。當傳爾電針所測量出的左右手或左右腳的電流數值不相同時，往往可以推測出患者是遺傳自父系或母系，甚而可以推測出父母的身體狀況與疾病種類。

舉例來說，H患者以傳爾電針測量器官電阻的變化，發現左手顯示循環點與睡眠點有異常現象，右手顯示是大腸經出了毛病。此時，左右手不同調，到底該如何解讀呢？再進一步應用傳爾電針，檢測出適合H患者的藥物，是屬於治療循環與睡眠的藥物，表示H患者是循環點與睡眠點出了問題。檢查之後，發現左側有狀況，因此初步判斷，H患者在循環、睡眠方面的毛病應該是遺傳自父親，而H患者在右側的大腸經有異常現象，應該是與母親有關係。後來，H患者說起父親的確實有失眠的毛病，母親也有便祕的狀況，與我的判斷不謀而合。

4. 協助開立處方

傳爾電針還可以協助醫師選擇正確的藥物。透過傳爾電針檢查，可將身體所需的藥物訊息顯示在儀器指針上。當醫師取用正確的藥物及劑量時，指針會回復到平衡的刻度；若是藥物不能治病或劑量不符時，指針將會偏轉而無法平衡。

一般治療試劑有上百種，而順勢療法試劑依據不同的病因、毒素及病毒分類，則多達數千種。假使測試者的身體確實有一些疾病，透過相同的病理頻率，試劑就會產生共振反應，很快就可以得知疾病的方向。

5. 預防療法

為了避免病魔上身，預防勝於治療的觀念絕對是正確的。

針對預防醫學的概念，我們一再運用「0」到「10」的比喻來解釋。以身體細胞為例，「0」代表細胞都很正常、健康，「10」表示有上億個細胞受傷、死亡，已經引發疾病的產生。而1～9中，可能有一千個、一萬個，甚至十萬個以上的細胞受傷、死亡，這些異常細胞數量雖然還沒有達到發病的程度，但已經釋放出不尋常的訊號。

就像肝不好的人，往往會出現疲倦症狀，如果患者疏於察覺，再加上身體抵抗力不足，受傷的細胞就會不斷增加，最後肝功能數值異常，成為可被診斷的肝病。而藉由傅爾電針的探測，可以在疾病尚未形成之前，先把受傷細胞的訊號給揪出來，提前做治療，把病症給驅逐出境。

6. 過敏原篩選

全麥麵包、堅果類、蒜頭、茶葉、雞蛋、海鮮等，都是生活中常見的食物，相信也是多數人飲食中的主角，不過對某些人來說，卻是碰都碰不得的過敏原。

食物過敏原的篩檢方式，有透過直接親身體驗、抽血檢測及傳爾電針等。若是直接親身體驗，有時會因為體驗者的過敏原太多，而無法一一體驗出來，且危險性較高。抽血檢測過敏原，則只能針對單一食物；而傳爾電針卻可以做更精準的品種篩選。

以蘋果為例，如果有人抽血檢測發現對蘋果過敏，醫師會告訴患者不能吃所有的蘋果，但市售蘋果的品種不下十幾種，每種蘋果對每個人的過敏反應都是不同的。傳爾電針可以選出不會讓患者產生過敏反應的蘋果品種，讓患者也可以享受吃蘋果的樂趣。我有一個患者非常喜歡吃蘋果，但一吃蘋果就會受便祕所苦，經過檢測，發現她對富士蘋果過敏，於是建議她改吃另一種蘋果，果然便祕問題就不藥而癒了。

3 一次就能對症下藥的傳爾電針

因為患者描述錯誤，加上醫病之間認知上的落差，致使醫師診斷錯誤、開錯藥的情形，是醫界常見的現象。因延誤治療而引來糾紛，既是患者的痛，也是醫師的痛，更是醫病之間長久以來的困擾。

有沒有一種診斷方式，是即使患者說不清楚或根本沒有提及，也不會造成醫師在診治上出現失誤呢？有沒有一種儀器，可以檢查出患者早期的疾病症狀與發展方向呢？答案就是「傳爾電針」，它不但可以診斷疾病，還能做為藥物的定性與定量檢測，可由患者所需要的藥物種類及劑量，來判斷出當時他所罹患的疾病狀況。

以頭痛為例，用傳爾電針合併藥物診斷學，可以測出是暈痛或是偏頭痛。如果頭痛是因為頭部外傷後所造成的後遺症，此時也可測出其頭部為異常放電，且造成頭痛合併肩頸僵硬，此時需要以少量的抗癲癇藥來治療。再如，有許多患者覺得頭昏腦脹，只要確定不是血壓問題，且呈現肩頸僵硬的症狀，常可用傳爾電針測出所需的藥物為抗癲癇藥物，並反推判斷出，患者頭痛的種類是頭部異常放電引起的頭痛合併肩頸僵硬。

心律不整也有許多不同的表現方式，以傅爾電針測試患者所需的心律不整治療藥物，即可測出屬於何種類型的心律不整。患者完全不需要擔心該如何描述，只要清楚回應醫師的提問就可以。當然心臟科會認為心電圖（註）最準確，這是無庸置疑的，但是當心電圖檢查出來有病時，已是相當嚴重了，如何能夠早期發現，僅用小劑量藥物就能提高患者生活品質，何嘗不是好事。

當然，傅爾電針不是萬能的。受限於檢測藥物準備的種類與數量，傅爾電針無法達成所有的檢查目標，所以有時因為所患疾病的特殊性，必須由患者提供主流醫學已檢查出來的疾病種類及所開立的藥物來做檢測。

註 一般心電圖的報告上只記錄約十秒鐘的心電圖變化。

個案分享

．我的另一種醫療選擇

案主：S先生（四十八歲，深圳某投資公司總經理。）

S先生因呼吸不暢、上腹部不適、左手指尖麻木等症狀，到醫院進行心臟電腦斷層攝影。醫師告訴他，冠狀動脈左主幹狹窄程度達70%，左前降支中段狹窄達50%，病情相當嚴重，必須馬上住院，進行心臟支架手術。但S先生覺得心臟放支架彷彿裝了一顆炸彈似的，隨時都可能發生危險，不禁質疑，難道沒有其他的選擇嗎？

2010年春節，S先生和太太一起參加臺灣七日遊旅行團，在書店裡選購了二十多本書，其中也包括我的上一本著作《你不可不知的另類健康法》，看完書後，他立即發電子郵件詢問就診事宜。於是，自2010年6月起為期一年的時間，他先後來臺四次，每次都在臺北停留六至八天，到我們診所接受治療。

我使用傅爾電針對他進行檢測和診斷，然後給予適量螯合療法滴注，先後做了超過二十次的螯合療法。在經過一年的治療後，他的氣喘、胸悶、胸部隱隱作痛等症狀已明顯改善。最近，S先生再次前往第一次拍電腦斷層攝影的醫院，又拍了一次，結果左主幹由原來的狹窄70%變成了15%。

大多數人都一樣，在遭受疾病折磨時，容易心慌意亂，也容易盲從，相信醫師所說的任何話；同時也會將自己侷限在傳統—非中即西的醫療領域裡打轉。患者要學習做自己生命的主宰，千萬別把身體健康的責任完全依賴在別人身上；要去體會問題所在，找尋適合自己的醫療方式。

・原來傅爾電針知道我的痛

案主：J先生（上班族）

J先生由於工作壓力大，三餐又不正常，長期下來總覺得胃悶悶脹脹的，嚴重時還會有疼痛感，因此向我求診。照慣例，我以傅爾電針測量J先生的電阻變化。J先生一手握住感覺冰涼的銅棒，我則以探針輕按可能出毛病的小腸經檢查點。當檢查點受到微量電流刺激時，儀器上立即顯示數字，所測量的電流數值明顯高於標準值（50或秦值100），顯示小腸經處於發炎或亢奮狀態，也就是十二指腸出了問題。

像J先生這類的患者，在飢餓時容易感到左上腹悶脹，甚至有不適的情形發生。初期狀況還不是非常嚴重時，若能多加注意飲食，只要一有飢餓感，就適時適量的進食，症狀便會有明顯的改善。因此，我特別囑咐J先生，工作再怎麼忙，別忘了隨身準備幾包蘇打餅乾，一旦肚子餓時就先吃幾片，千萬別讓腸胃空轉；如果一直沒有改善，就一定要使用消化性潰瘍的藥物治療。

‧小姐，妳得了心臟病

案主：林小姐（三十五歲，上班族）

林小姐長期為心悸問題所困擾，她曾到大型醫院做檢查，但由於心絞痛往往發生在一瞬間，檢查時很難看出心電圖的變化。不過，這些細胞的電位早已發生變化，經由傅爾電針測試出適合的藥物與劑量之後，發現林小姐的心臟有缺氧現象，才會引發心悸問題。在吃藥調養一段時間之後，情況已有明顯改善。

‧傅爾電針好神奇

案主：洪先生（中年企業家）

洪先生對於能量醫學一直抱持遲疑的態度，在一次陪友人看病的機會，終於親身體會到這項預防醫學的神奇。當天，我以傳爾電針測試洪先生的身體狀況，發現電位有異常，再仔細深入檢查之後，顯示洪先生的肺經系統有電位異常現象，因為他一直身強力壯、很少生病，當然不以為意。隔天，洪先生卻因急性呼吸道感染，咳嗽、發高燒，不得不上醫院掛病號、打點滴。

・原來我不能只吃素

案主：L小姐（三十七歲）

L小姐被醫院診斷出有腹內腫瘤，飲食起居需要更加小心，於是她想透過傳爾電針，找出自己的食物過敏原，凡是檢測通過的食物都照單全收，連原本腫瘤患者不能食用的肉類也不忌口了，反倒是一般常食用的A菜、小白菜、青江菜都不能吃。經過飲食上的調整，再輔以各種維他命及中藥材等多管齊下的治療後，L小姐體內的腫瘤體積正持續而穩定的縮小中。

・解決嬰兒溢奶脹氣問題

案主：王寶寶（三個月）

王寶寶對於奶粉有過敏反應；喝了不合適的奶粉，嬰幼兒會哭鬧、脹氣、腹瀉、沒有胃口，大部分醫師會建議家長給嬰幼兒改喝減敏奶粉，但因味道不好，常讓嬰幼兒食慾不佳。

傳爾電針可以幫助嬰幼兒找到適合的奶粉品牌與種類，讓小寶貝能夠喝到好喝的、不會過敏的奶粉。有位初為人母的張媽媽，因為孩子喝奶時會脹氣、溢奶，而感到相當苦惱，後來經朋友介紹來到我們診所，我以傅爾電針測試出適合孩子體質的奶粉後，換奶一到兩週後，脹氣、溢奶現象已有顯著的改善。

4 我的藥物診斷學

第一時間開對藥

為患者開對藥是一件極為重大的事。所謂開對藥，指的不只是藥物的種類，還有藥物的品牌與劑量。因為各家藥廠使用的添加物不同，有時會讓患者產生過敏反應，因而影響了藥物的療效，因此藥廠的選擇也是相當重要的。

醫師在診斷出患者的疾病後，因同性質藥物的種類甚多，該如何選擇適合個別患者的藥物種類，是一個相當大的難題。因此，醫師只能用經驗累積來做第一次下處方的依據，等患者回診時，再決定是否更改處方，這種醫病行為模式稱之為「試誤」（Try and Error），是一種靠經驗與運氣結合的治療模式。

我認為，一位好醫師不應該只是苦讀死背醫學知識，更要思考藥物與疾病的關係。以消化性潰瘍的治療藥物為例，我相信沒有一種藥物可以治好所有的消化性潰瘍患者，否則就沒必要開發多種此類藥物了；我也相信，每種治療消化性潰瘍的藥物都可以治療某些患者的消化性潰瘍，否則它就不會上市。讀者應該思考，為何胃腸藥的電視廣告會這麼多，這是否表示胃潰瘍是個久治不癒且容易復發的疾病？

這時最困難的是，要在哪位患者身上選用哪種藥物，才會有效又不會發生副作用？因為，**用錯藥物時，絕對不只是讓患者白吃藥物而已，而是會吃到一種有副作用的藥物。更糟的是，錯誤的治療有可能讓病情產生變化，甚至不再是原有的疾病，即中醫所稱的「誤治後病情必會變證」**。因此，**只有在第一時間選對藥物，才是治療疾病最有效的方法**。於是，我在診斷與治療上研發出一種新方法，稱之為「藥物診斷學」。

我在學習針灸與傅爾電針的同時，接觸到生藥學（註）及日本漢方醫學的基本理論與用法。日本江戶時期的漢醫學家吉益東洞提出了「萬病一毒說」，認為「證在哪裡，毒在哪裡」，意指沒有「證」，也就沒有「病」。所以，只要能選擇治療「證」的適當藥物，則治療成效就會顯著。而我發現使用傅爾電針能選出與患者相合的藥物，並推斷出患者當時的「證」，這便是藥物診斷學最早的雛形。

註 生藥學：運用從動物、植物、礦物萃取出來的成分，來治療疾病的藥物學。

你的身體最瞭解你的需要

究竟何謂藥物診斷學？簡單來說，就是以一組藥物測試組與患者進行配對檢驗。這組藥物需具有完整性及關聯性，在設計出一套治療人體五臟六腑疾病的基本藥物後，再與患者比對出適合他的藥物群；然後依據每種藥物的主治功能，分析出患者的疾病症狀，接著再下診斷；最後透過定量測試，確認患者需要的劑量。

例如，透過傅爾電針的檢試，若是米飯適合你，表示你餓了；若是水適合你，表示你渴了；若是抗生素適合你，表示你遭受到細菌感染，再來要尋找感染的位置；若是心室肥大的藥適合你，表示你有心室肥大……以此類推。接著，綜觀所有藥物的主治功能及副作用，來評估患者的疾病狀況，即可做為初步的診斷與治療處方。

這種先判定治療藥物，再做逆行診斷的過程，稱為「藥物診斷學」。也就是說，原本是醫師先進行診斷，再依診斷的病症來開立處方藥；但如果能先找出處方藥，也可以反過來推論診斷病症是什麼。

很多醫師會說這是荒謬的。但你是否有這樣的經驗——拿其他醫師所開立的藥物，去詢問自己熟悉的醫師：「這個藥物是治療什麼疾病的？有沒有效？」而這個被詢問的醫師在回答時所依據的，就是我們上面所說的，從最基本的藥理學推論出來的藥物診斷學，差別在於他看到的是其他醫師所開出來的處方，而我們看到的是以傅爾電針選取出來的藥物。

依據藥物診斷學，是否可以檢查出患者所有的疾病呢？只要仔細的檢查與問診，臨床上大約可達成80%，若再透過醫師問診時的望聞問切及患者的主訴，就可以彌補現行主流醫學在問診過程中，醫病雙方在溝通語言、思想及觀念上，可能產生的落差所造成的缺失。

傅爾電針最大的好處，就在於診斷的同時，可以找到治療的藥物與方法。例如，缺氧性心臟病有好幾種藥物可以治療，但醫師要如何斷定哪一種藥物適合患者呢？主流醫學醫師是用試誤（Try and Error）方式來開立處方；但是若能**透過傅爾電針檢查，即可免除患者服用到不適合藥物的風險**。當然，這是否為正確的診斷，可由主流醫學的檢驗來證實，或由時間證實是否正確。

很多人因此質疑，這樣豈不是只要學會傅爾電針，不用學醫，也可以當醫師了？當然不是。因為測量技術的精準度不同，會造成檢測結果的誤差。所以，我只把檢測結果列為疾病診治的參考，而非唯一的依據。**有了醫師的生理、病理、藥理專業知識與臨床診斷經驗，再配合傅爾電針的檢測結果，就有雙重的保障，能讓誤差減到最低，這才是實踐藥物診斷學的真義。**

常有人問我，為何能在不到二十年的時間，快速深入十餘種另類醫學領域？這是因為我把傅爾電針與藥物診斷學，靈活運用在另類醫學的理論印證與藥物選取上。只要用對了工具與方法，必然事半功倍。

中國古代醫學書《黃帝八十一難經》的六十一難曰：「望而知之謂之神，聞而知之謂之聖，問而知之謂之工，切而知之謂之巧。」所有醫師都希望面對患者時，能夠做到「望而知之」，我深信傅爾電針與藥物診斷學的靈活運用，與長時間的臨床印證，當可達到某種程度的望而知之。

5 預防醫學與抗老化

在玩折竹筷遊戲時，若是在竹筷快被折彎時鬆開力氣，筷子會立即恢復原狀，但如果再繼續用力折，竹筷在超過彎度極限時就會斷掉了。此時，就算用黏膠將竹筷黏起來，再用砂紙磨過，讓竹筷恢復原來的模樣，但修復過的傷痕依然隱隱若現，而且，當你再次折竹筷時，這支受過傷的筷子肯定最先斷掉。

人體的健康也是一樣，一定要在疾病還沒發生前，就做好預防工作，不要等到疾病發生後，再來醫治挽救。因為器官組織一旦受損嚴重，即使治癒了，仍會留下傷痕，當下次傷害發生時，它就像受過傷的竹筷一樣，這個傷痕的所在位置一定會復發原有的疾病。

所謂預防醫學，是在疾病還沒發生之前就要開始做。一旦疾病發生之後，所做的任何醫療行為，通通稱之為治療。

預防醫學是一門艱難的學問

預防醫學必須在疾病發生之前施作，但每個人對疾病的認知皆不同，對疾病發生的時機點定義也不同。因此，對何時可稱為疾病發生前，有諸多不同的解讀，因而對預防醫學施作對象的選取，也就產生很大的爭議。

此外，在預防醫學的施作過程中，一般都會期望施作對象的身體健康檢查全都要繼續維持在正常狀態，但這卻是天方夜譚。因為外在環境的污染、食物添加劑的影響，再加上隨著年紀增長，人體的器官和組織也會日漸退化，身體健康檢查結果不可能永遠維持正常。

目前臺灣號稱「預防醫學」或「抗老化醫學」的醫療院所，如果只是做改變外貌的醫學美容整形，只能說他們是在行銷一個回春的幻覺罷了。坦白說，我可以做到的是，把健康狀態只有四十分的患者變成八十分；也就是說，我只能讓病況控制不佳的患者，其健康狀況改善到接近正常狀態或恢復正常。而讓患者所有身體健康檢查結果始終維持在一百分，是上帝才做得到的事。

抗老化得長期作戰

以抗老化而言，確實不容易下定義，因此大多數人都是以「看起來變年輕了」為指標。**如果抗老化僅止於改變外貌，那最容易達到效果的非整形外科與皮膚科莫屬，但這些都只是外表的改變，沒有涉及人體內在細胞、組織或器官的活化。**

在另類醫學中，最能被主流醫學接受的抗老化療法是「荷爾蒙療法」（HRT），使用生長激素（HGH）為主力荷爾蒙，再加上甲狀腺荷爾蒙、女性與男性荷爾蒙（動情激素、睪固酮），以及EPA、DHEA……等，在治療疾病的原則下，正確補充人體缺乏的荷爾蒙。但是，若無法在短期內看到外貌變年輕的效果，就很容易失去市場性，因此，荷爾蒙療法勢必變成醫師道德良知與患者對抗老化認知程度之間，如何平衡的拉鋸戰。

荷爾蒙療法所補充的荷爾蒙劑量，應該小於患者所欠缺的劑量，而非足量，更非過量。因為人體荷爾蒙的正常值是統計學數值，變異非常大。不過，**若是以抗老化為目的，想要達到消費者的願望—快速看起來變年輕，就可能會補充過量，容易造成人體細胞變性，導致惡性腫瘤，這也是荷爾蒙療法最大的副作用。**

我認為**抗老化應該是醫療行為的結果，是一個完美醫療養生保健行為的附加價值，而不該是醫療行為的目的**。若將抗老化當成商業行為，在強調抗老化的任何醫療行為上，必定會使用過多的劑量。**真正由內而外的抗老化，必然是長期醫療養生保健的結果，絕非一蹴可及。**

另類整合醫學抗老化，既安全又有效

造成人類提早老化的原因當然是「疾病」，想要找出這些疾病及其解決方法，傅爾電針是最佳的偵測儀器。而另類醫學的整合，則能使人們因為身體恢復健康，而變得更年輕、更有活力。

比荷爾蒙療法更安全又有效的抗老化療法，非EDTA螯合療法莫屬。血管內皮細胞損傷所造成的血管功能失常，是動脈硬化的主因，如果血管壁能恢復健康與彈性，膽固醇、血脂……等就不易附著，則動脈硬化的情形可大幅改善。而重金屬若積存體內，就會造成血管內皮細胞損傷，所以清除體內重金屬，可以改善血管內皮細胞健康、恢復血管壁的彈性，並有效改善任何具有血管的器官之功能；器官功能一旦獲得改善，必能減少疾病的發生。

此外，**在施作螯合療法時，可同時提供多種營養素，如維他命、胺基酸、抗氧化劑、微量元素、礦物質……等，自然可以延緩老化**。因此，以螯合療法輔助營養療法，或稱之為「幹細胞理論療法」(註)，就是抗老化的最基礎、最根本之療法。

在我的臨床個案中，有許多接受螯合療法來預防疾病的人，都明顯變年輕了，我自己就是最好的例子。因為改善了血液循環，並減少因身體不適所引起的焦躁和易怒，就會連帶降低自由基活動所產生的皺紋，同時還會減緩掉髮的數量，甚至使已經灰白的頭髮回復原來應有的髮色。另外，因細胞廢物積存在體內所引發的老人斑、皮膚乾燥和粗糙等，也會慢慢消失，效果比市面上任何標榜美容效果的產品都要好。

我整合各種另類療法，幫助許多人在治病過程中，同時達到抗老化的效果，其原因在於：以「螯合療法」清除體內重金屬，「營養療法」補充人體所需的營養素，可讓體內的幹細胞得到充足的營養，並使受損的組織與器官修復再生，讓原有的疾病得到控制或治癒；短暫使用「荷爾蒙療法」，依個人需求補充微量荷爾蒙；「醫學芳香療法」則讓人放鬆肌肉和情緒，再與「中醫經絡」理論相結合，更可達到人體五臟六腑均衡發展的目的。運用「中西醫整合療法」，可治療與平衡人體不同的疾病症狀；強化肝腎功能，以代謝各種農藥、化學肥料、食品添加物、外用或內服的生化產品等化學毒素；「花精療法」可以平衡人們的負面情緒，改變負向人格，促進心理健康……等。這些療法都是抗老化時非常重要的一環，能夠讓人從裡到外抗老。

此外，任何一種身體免疫功能的調整或刺激，包括食物的選食均有疲乏性，因此**為了達到最大極限的治療效果，食物、藥物**

或不同治療方法的輪流使用，在抗老化的治療過程中是需要的。

在諸多治療方法中，如何選用起始的治療方法與排列各療法的優先順序，則有賴醫師豐富的臨床經驗，才能做出最正確的決定；而傅爾電針的使用，又是醫師在決定治療方式與選取藥物的最佳輔助工具。所有的抗老化過程都是在平衡人體身心的異常，任何治療方式都是在提供人體一個優質的身心環境，幫助我們的細胞、組織與器官，去做自癒（Self-Healing）的動作而已。

註 「幹細胞理論療法」於《你不可不知的另類健康法》中有詳盡介紹。

Chapter 3 不適合你的，良藥也會變毒藥

劉醫師如是說：

打開心胸認識並接受另類醫學，
你的人生將因而完全不同。

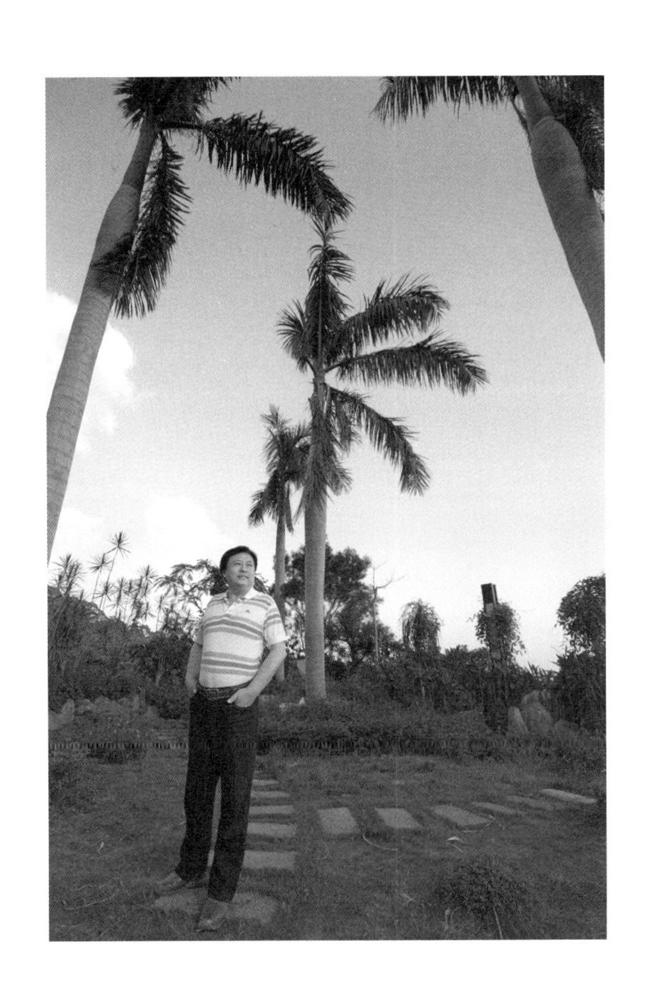

1 吃錯藥到底有多嚴重？

在治療疾病的過程中，除了要找對醫師做出正確的診斷之外，還需要醫師依照診斷開出正確的處方藥，患者按照指示服用藥物，並且積極配合治療，才能有效的恢復健康。

但是，或許是某些傳統的民俗觀念或多年養成的積習，**為數不少的國人對於「吃藥」這件事，有著偏差且不理性的想法。例如，服一帖藥便想立刻見效，所以使用止痛藥及類固醇的比例甚高，導致臺灣的洗腎人口高居不下；有些人認為降血壓藥物不可服用，因為服用後容易上癮，而且會越吃劑量越重，使得很多高血壓患者忌諱吃藥，導致心肌梗塞與中風名列國人十大死因中的第二、三名，亦一直高居不下。**

常見的民眾錯誤服藥方式，大約有下列五種：

一、因醫師誤診導致開錯處方。

二、醫師診斷正確，但處方藥卻不適合患者使用。

這種情況又分為兩類。

1. 藥物的主治功能是對的，但不適合患者。例如，治療胃潰瘍的藥物有很多種，但沒有一種可以治療所有的胃潰瘍患者，因此，對不同患者要選擇不同的胃潰瘍藥。

2. 即使是成分相同的藥物，因為是由不同的藥廠製作而成，也會出現不同的反應，這種情況或許是由於藥物中的賦形劑、崩散劑、色素……所造成。所以，就算診斷對了，處方也開對了，若是選錯藥廠，效果還是不佳，也會有副作用。

三、將藥局當成診所。

這種情況經常發生在偏遠地區或教育程度較低的銀髮族長輩身上。例如，有些老人長期有膝蓋疼痛的症狀，為了快速解決疼痛，又不想浪費時間到醫療機構排隊等候就醫，加上社區的藥局多以營利為目的，老闆當然親切又和藹，於是患者就聽取這些老闆或藥師的建議，購買能夠迅速止痛的類固醇或止痛藥。雖然暫時解決疼痛，卻未能治療造成疾病的根本原因，反而造成肝腎的傷害，也損壞了自己的體質，並且，疼痛的症狀一定會再發生，肯定一次比一次更嚴重。

四、有自行服用成藥的習慣。

直到目前為止，電視臺及廣播電臺的賣藥廣告仍層出不窮。偽藥猖獗的情況，並未因健保制度的實施及政府的查緝而減少。這固然是因為製造者貪圖暴利，但最重要的是民眾喜歡聽信誇大的行銷術語，以及華麗的語言包裝。或是道聽塗說，自行買藥服用或食用錯誤的保健食品，龐大的商機就會引來黑心商人的覬覦，經常造成許多無可挽回的嚴重後果。

五、患者因誤解而自行停藥或減量。

為了保障用藥安全，加上藥政單位推廣的成效，不少民眾會注意處方藥袋上的說明與標示，還會透過網路資訊瞭解藥物的相關訊息。但醫療畢竟具有高度專業性，有時醫師是想藉由藥物的副作用來治療患者的疾病；例如有些降血壓藥物的副作用是會讓心跳速率變慢，此時對於同時罹患高血壓及心搏過快的患者，就要使用這類型的藥物治療。相反的，有些降血壓藥物的副作用是會讓心跳速率變快，此時對於同時罹患高血壓及心搏過慢的患者，就要使用這類型的藥物治療。不明就裡的患者卻自作聰明的停用或減量服用藥物，又不和醫師討論，因而延誤病情，致使疾病未能改善。這時候，醫療責任該由誰來負責呢？

疾病的成因非常多

很多人可能不知道，有時頭痛並非完全是頭部的問題，而是身體某些器官所反應出來的警訊。在臨床診治時，需要仔細分辨患者頭痛的成因，不同種類的頭痛所需服用的藥物也不盡相同，即使是同種類的藥物，也會因每個人的病情輕重程度不同，而給予不同的劑量。

但是**西方醫學以器官及功能的分科角度來看待人體，當患者的身體出現問題時，慣用頭痛醫頭，腳痛醫腳，往往原有的疾病沒有改善，反而因為藥物的副作用而造成身體的其他損傷**；或者身體的某部分出問題時，索性就直接切除了。

西方醫學的專科劃分得越來越細，而不以全人、整體、系統的觀點來看待病症；以至於一般人生病時，單是看到五花八門的科別就很困擾，更遑論找對醫師看對病。一般來說，如果不是急症或感染發燒，多數人都會選擇從家醫科或內科看起；如果疼痛的部位較為明顯，可能會直接選擇科別，比如胸口不舒服看心臟科，消化不良看腸胃科等；但最重要也最困擾患者的是——看對醫師，因為看錯醫師就像搭錯車一樣，方向錯了，不僅延誤病情，更糟的是，吃錯藥後可能造成更大更多的後遺症。

當然，健保制度也造成醫師有「搶病人」的情況，我服務過的醫院曾有位精神科主任一次門診可以看二、三百人，其中糖尿病、高血壓什麼病症都看，當然「診斷」與「處方」的過程就令人堪憂。

吃錯藥後患無窮

一般西醫在診療時，若患者表示治療效果不明顯，大部分醫師在短時間內都會以增加劑量來做為調整，直到效果仍然不彰，才會選擇改變藥物的種類，但這時對患者的肝腎負擔已形成另一種危機。事實上，**藥物療效不佳，有可能是患者不適合這種藥物的成分，或者雖然是同一成分，但不適合這家藥廠出品的藥物，而非盲目的加重藥量就能改善。**

歐洲做過的一項研究發現，證實糖尿病患者服用的藥物Avandia會嚴重傷害心臟，因此下架停售。當時服用這類糖尿病藥的患者，未必控制了糖尿病，卻得了心臟病，這便是藥物副作用的風險，但用了這麼久，又能找誰負責呢？

即便是我們食用的米飯，當你吃飽時，就算米飯再有營養價值，如果硬要你再多吃一碗，肯定任何人都會覺得胃撐得想吐吧。因此，除了要服用正確的藥物之外，適當的劑量也是非常重要的。

2 患者的服藥責任

雖然患者會因為長期服錯藥而產生問題，但患者也必須負部分責任，因為這代表患者並未關心自己身體的變化，很少或幾乎不與身體對話，對身體的覺察力就漸漸變低了；再加上對醫師權威的盲目信任，即使服用藥物後感覺不適，卻也不會認為是吃錯藥所造成。

到我們診所就醫的患者，大多是先前在不同醫療院所，因不同的疾病而吃到不適合的藥物，才會另謀醫療管道。單是要先解決藥物對患者身體造成的問題，就要花上不少時間，才能讓患者的身體機能恢復原先的疾病狀態。

當一種藥物對患者無效時，不是單純的「白吃」而已，可能變成是服「毒」藥。因此，如何選擇正確的藥物服用，並且在對的時間對症下藥，是大家都必須學習的課題。

找對醫師，為什麼還吃錯藥？

常有患者問我：「當醫師對患者的診斷是正確的，也針對症狀開立處方了，為什麼服藥後的病情卻沒有起色，有時甚至還會加重病情，或者產生併發症呢？」

我認為，這個問題必須分兩個層面來討論。

其一，所謂「診斷正確，也對症下藥」的認定，是醫師認為的？還是患者的感覺？若是真的診斷正確並對症下藥，除了不治之症，哪會治不好疾病呢？

這些患者往往聽了太多醫學理論與診斷，但病情卻沒有進步。這時，我會告訴他們，放下這些醫學的大道理，用最基本的邏輯思考來看待自己的身體，答案往往就出來了。

治病的成效必須依據病情的變化而論，沒有一位醫師敢保證自己絕對不會誤診。如同物品在製造過程中沒有百分百的良率，相對的，患者只能要求醫師在診治過程中提高良率，也就是讓誤診的比率盡量減少。

其二，一般來說，醫師為患者進行診斷後，會先開立他認為對患者最有療效的藥物；經過一段時間，如發現開立的藥物對患者無效或有副作用時，會改開他認為對患者有效機率稍低的第二種藥物選擇給患者服用；以此類推，有時醫師還會開立對患者有效藥物機率更低的第三或第四個選擇，直到患者服用藥物有效且沒有副作用為止。

當然，或許醫師在使用第二種藥物選擇失敗之後，根本沒有勇氣選擇第三或第四種藥物，反而認為之前的兩個選擇會無效，是因為患者服用藥物的時間不夠，或是劑量不足所導致，因此會繼續加重劑量，而捨棄嘗試改用其他種藥物治療的機會。

這就是我們一直努力推廣藥物診斷學的原因。何必一定要使用有效機率較高的藥物無效之後，才改用有效機率較低的藥物

呢？這不但是浪費與延遲治療患者疾病的時間，有時還會讓患者因服用不對的藥物而造成傷害。對患者來說，醫師不僅沒有在第一時間，甚至也不知道要等多久，才能確切判斷哪一種藥物才是真正有療效的。而**善用藥物診斷學，就可以在第一時間選取正確的藥物種類與劑量，既能節省醫療時間，也能滿足患者期盼治癒的心情。**

如何才能知道自己吃錯藥呢？

每一種藥都有其功能及副作用，醫師必須為其開出的處方籤完全負責，但是不需因為藥物的副作用而因噎廢食。有些患者會不明就裡，只為了一顆藥的副作用而拒絕服藥，結果在患者隱瞞的情形下，導致醫師誤判病情；產生醫療糾紛時，無辜的醫師可真是百口莫辯。所以當你懷疑自己吃錯藥時，建議你可先與醫師溝通，如果與原來的醫師溝通不良，還是趕緊換個醫師吧。

這並非危言聳聽，會如此建議是有原因的。因為在各行各業裡，尤其是醫師、律師、教師等師字輩的人，有些會以自己的學養和經驗為傲，主觀意識比較強。因此，當患者向醫師反映意見時，有些醫師會不以為意，甚至還有醫師會反唇相譏。

人與人之間本來就該互相尊重，這是基本禮節，更何況患者的質疑和不安都是人之常情，醫師本該以醫者父母心的態度給予包容及耐心解釋，讓患者安心治病；而**患者也不應該自行減藥或停藥，卻不告訴醫師，而讓醫師誤判病情。也就是說，醫師要有醫德，患者也要有病德。**

對患者來說，能遇到一位視病如親的醫師固然最好，但有時醫師也該堅守某些絕不能放棄的治療原則。當患者向醫師反映時，除了遇到醫師認真思考患者意見後再重新改藥的狀況外，可能還會遇到兩種情況，一種是傲慢的口吻：「開玩笑？怎麼可以換藥？」另一種是瞬間堆起笑臉說：「好，我幫你換藥。」前者是亂發脾氣又無法溝通，後者只是隨便敷衍了事。**如果是以患者為重的好醫師，應該是傾聽患者的問題之後，以淺顯易懂的表達方式詳細解說清楚，理性的和患者討論所有可能性。**

3 吃對藥一定會看到療效

以患者的權利來說，醫師本來就應該為患者的症狀、診斷和處方，做出正確的判斷及選擇。而**醫師在開立處方後，也應該立即當面向患者說明用藥的理由及注意事項，而不是讓患者自行閱讀藥袋上的成分、作用及副作用等說明，再因似懂非懂而做出錯誤的決定。**

以我們診所來說，所有用藥都放置在醫師的診療桌上，在經過傅爾電針檢測用藥後，會立即向患者解說每一種藥物的功能及外貌。例如，當患者看到降血壓藥裡有一種是加速心跳的，另一種則是讓心跳變慢的，若醫師沒有說明其用意是要利用藥物相互抵消對方的副作用，來達到加乘的治療效果，肯定大部分人會以為醫師誤下處方，而自行決定停止用藥。有時，醫師開立的處方看似不合乎邏輯，卻都是針對患者當時的狀況，唯有如此運用才會發生療效。因此，為了避免患者的誤解，醫師有必要向患者說明用藥的前因後果。

當人體遭受細菌感染時，為了明白患者受到哪種細菌感染，必須先進行細菌培養，然後再做抗生素敏感測試，選出適合治療患者的抗生素種類，但如此一來，需耗費將近一週的時間。如果患者罹患的是敗血症，依據健保局給付規定，醫師也只能先從第一線抗生素開始使用，等到抗生素檢驗結果出爐，才能使用適合這名患者病情的抗生素，有時可能為時已晚，讓患者因此喪失生存的機會。

例如，大部分人都得過扁桃腺炎，假設有四種抗生素可供治療，第一種抗生素適用於85%的人，第二種抗生素適用於50%的人，第三種抗生素適用於35%的人，第四種抗生素只適用於10%的人。這時候，一般醫師會從適用最多人的第一種抗生素先開立處方，然後視效果依序改為第二、三種。如果有患者只適用第四種抗生素，那麼他得在吃錯十幾天的抗生素之後，才可能服用到正確的抗生素；甚或更慘的是，醫師為了某些用藥安全上的考量，只是加重或合併使用第一至三種抗生素的劑量，如此一來，不僅沒有對症下藥，還增加了患者的肝腎負擔，也會使患者的體力與抵抗力變得更差。當然，還有一種幸運的狀況是，雖然吃錯抗生素，患者還是痊癒了，但那是因為患者的自體免疫力漸漸恢復，就是所謂的自癒力治癒了患者的疾病。

大部分醫師在使用類固醇治療疾病時，也會發生同樣問題。常用的口服類固醇約有五、六種，但醫院大多只用一至兩種，而診所大部分只用另一種。因此，當患者的體質不適合該藥，或療效未明顯前，醫師大多會增加劑量做為因應，但病情卻未見改善，還可能產生各種副作用。

若是以藥物診斷學來檢測配對，就可避免上述情況。以我們診所為例，治療高血壓的cozaar就有三個不同藥廠的製品，我們會透過傅爾電針的比對，區別出不同患者所需要的藥廠藥品。另外，以治療癲癇的藥物——癲通（Tegretol）為例，有原廠製與臺廠製，我們在臨床上發現臺廠藥的效果不錯且副作用少；但遺憾的是，國人總覺得外國的月亮比較圓，以為國外藥品的效果都比較好，導致長期承受吃錯藥的苦果。

4 你一定要有的服藥常識

這是患者常有的疑惑，萬一錯過服藥時間，該如何補救呢？一般來說，如果是超過兩、三個小時，可以立刻補吃；但如果忘記快大半天，那就算了。但隔日切記一定要正常服藥。有些迷糊的患者，經常吃兩天忘一天；我會開玩笑勸他：「不如換個會罵人或碎碎念的醫師，保證你會乖乖吃藥，直到病好為止。」

也有患者拿兩週的藥，總會吃到四週，如此一來，他的病始終無法治癒，這究竟是誰的責任呢？另外，許多精打細算的患者為了降低自費成本，索性自行決定服藥的方式。你若問他：「為什麼不按照醫師指示服藥？」他就辯解：「每包藥吃半顆就有效了。」那為何不請醫師直接減藥量就好呢？健康是無價的，千萬不要為了省小錢，結果釀成大災難。

其次，患者也對抗藥性問題甚為關注，萬一發生時該如何解決呢？一般來說，**最常發生抗藥性的藥物有兩類，一為抗生素，一為安眠藥。發生的原因大部分是誤診和患者服從性不佳所造成的。**

例如，遭受細菌感染時，本來應該接受兩週的抗生素治療，但若只投藥一週，患者不按時服藥，將會導致那些劫後餘生的細菌產生抗藥性而繼續繁殖。如果停藥後，再一次投以抗生素治療，但藥量又不夠充足時，就會開始惡性循環。簡單來說，就是在治療過程中，因缺乏足夠的療程時間而產生抗藥性。

因此，接受抗生素治療期間，千萬不要自以為病症逐漸減輕，就自行停用醫師開立的抗生素。如此一來，不僅會延緩治癒的時間，還可能產生抗藥性菌株，有些具強大抗藥性的超級細菌就是這樣造成的。

安眠藥的抗藥性表現方式是越吃劑量越重，其實這是沒有用到對的藥物所致。為了能夠好好睡覺而使用壓抑性安眠藥，服藥效果有如被打昏似的；經常如此的話，你對於被打昏的情況不但習以為常，而且需要越打越重、次數更加頻繁，才會見效。其實，安眠藥的種類有很多種，醫師不妨輪流交替使用，對患者來說是較為恰當的，也能有效降低抗藥性的發生。總之，當抗藥性發生時，最好立即請開立處方的醫師妥善解決。

以另類醫學來說，醫師在治療的過程中，最大的目標是提升或重新啟動患者的自癒功能，藥物的功能僅是幫助患者恢復自癒力。例如，摔跤時，一般人都會以優碘消毒傷口，但相對來說，如果沒用優碘殺菌，難道傷口就不會癒合嗎？當然一定會，只是當傷口有感染時，結疤後會比較難看。有人會質疑，若沒消毒，萬一得了敗血症，怎麼辦？那畢竟是特例，因為一個小傷口就得了敗血症，表示他的免疫系統已經瓦解，完全沒有抵抗力。事實上，一般的小傷口，即使不用任何藥物也可以痊癒，這就是人體的自癒力。

可以把藥局老闆當家庭醫師嗎？

政府在1995年全面施行全民健康保險，並自1997年起推動醫藥分業政策。所謂醫藥分業，是指醫師負責看病、開處方，藥品的調劑權則交由藥師處理。在專業分工的年代裡，如此協調合作似是十分合理，但現實狀況則不然。

在醫師開立處方後，依規定患者只能到藥局向藥師拿藥。但如果民眾逕自向藥局購買那些需要醫師處方籤才可購買的藥物時，是否也能買得到呢？答案當然是肯定的。

為什麼沒有醫師的處方籤，藥房也可以賣藥給患者呢？在醫療體系中，藥師除了在交付藥物時，必須說明藥物的服用方法與注意事項外，與患者幾乎沒有任何接觸，也無詢問病情，如何能有診斷疾病的經驗？如何有開立處方的經驗呢？

藥局的藥劑師並不能取代家庭醫師，卻有不少人這麼做。例如，當消費者有感冒病症時，藥局的藥劑師經常擅自幫人配藥，同時因為沒有處方籤可留下證據，而可能草率使用類固醇、二線抗生素、廣效抗生素等藥物。消費者往往會認為這些藥的效果更快，但若產生副作用，要由誰來負責？

依藥事法規定，藥局由藥劑師或藥劑生親自主持，依法執行藥品調劑、供應及兼營藥品零售業務。理論上，藥局的負責人必然是合格的藥劑師，但實際上，藥局在臺灣有三種經營模式：1.出資人即為藥劑師，2.藥劑師與非藥劑師合夥，3.藥劑師為出資人所聘用。但無論是哪一種，藥局老闆都不能做為家庭醫師。

因為國人經常誤把藥局的藥劑師當成家庭醫師，甚至還有許多人因過度信賴藥局的推薦，因此吃錯藥而導致後遺症不斷。即使是醫師開藥，都有可能是為了某些目的上的考量，更何況是藥局呢？

至於醫藥分業的爭議，到現在仍讓許多醫師感到不解。醫師一定要懂生理學、病理學、藥理學，才可以開立處方；同時，醫師還站在第一線上觀察患者服藥後的變化，在臨床藥理學上的經驗比藥師更多。

在醫療行為中，醫師需要全程監控及觀察患者所有的醫療歷程，在診斷時決定使用藥物的哪種作用，都有其根據及策略，並完全對醫療結果負責。有時，藥局的藥劑師因為不清楚患者的病情，也不知道醫師有時會利用藥物的副作用來當成治療的目的，而逕自向患者指出該藥物的副作用，容易造成醫病關係的誤解。藥劑師的工作權責是調劑、發藥和藥物諮詢，最多是評估醫師的處方藥物有無牴觸或交互作用的影響，給予患者適當說明。

舉例來說，我們都知道抗生素可以殺死細菌，假設A抗生素可殺革蘭氏陽性菌，B抗生素可殺死革蘭氏陰性菌，C抗生素可同時殺死革蘭氏陽性和陰性細菌。**基於專業分工原理，藥劑師可以介紹這些抗生素的藥理部分，至於判斷哪種狀況該使用哪種抗生素，則屬於醫師的權責。換句話說，藥劑師是用藥的衛教資訊最好的提供者，而醫師才是治療疾病的主導者。畢竟在醫師的養成教育中，對藥理的瞭解及訓練肯定是必要且完整的，才能對症下藥並充分瞭解藥物的副作用。而藥劑師沒有學過診斷學，是無法透過正確判斷病情來下藥的。**

因此，在治療疾病的過程中，不應該把到藥局買藥當作是唯一的途徑。**雖說大部分人到藥局買藥時，都自以為對自己的病情及用藥非常清楚，但實際上，患者的病情在不同時間會有不同的變化，很可能有吃錯藥的危險。**

止痛藥是止痛萬靈丹？

許多人都有過疼痛的經驗，如牙痛、頭痛、肩背痛、經痛……等，疼痛不僅會出現在不同的部位，有不同的形式，甚至每個人的感受度也會有所差異。**有些人一有不適就非吃止痛藥不可，以為能夠止痛就好，而另一些人則以為可以忍痛就好，不吃藥、不求醫，殊不知這些都有可能是大病即將來臨的徵兆。**

事實上，疼痛是需要被診斷的。像有些人的左肩疼痛被診斷為五十肩，但後來卻因心肌梗塞猝死。我有位醫學院的同學也是因胸痛被誤診，病發當日沒有及時治療，隔天因胸部劇痛，再度送進醫學中心的急診室，但已急救不及，為了醫院的顏面，只好插管用呼吸器，先送進加護病房，過一天才宣布死亡。**疼痛時，千萬不要做無感的患者，更別亂吃止痛藥，應讓醫師為你做正確的診斷，再用藥物治療。**

臺灣有許多民眾將市售止痛藥當作是隨身必備藥品，不管是什麼痛，先止痛再說。止痛藥有消炎成分嗎？首先必須瞭解所謂「發炎」的定義。一般來說，只要是發生紅、腫、熱、痛的症狀，就稱之為「發炎」。而造成人體發炎的原因，可能是細菌感染、病毒感染、寄生蟲感染……等，以及外力所造成的傷害，甚而過敏反應，均稱之為「發炎」。

消炎藥就是能夠解除前述發炎症狀的藥物，一般最常見的第一大類是抗生素，用於細菌感染，如喉嚨疼痛、蜂窩組織炎……等。第二大類是類固醇，用於病毒感染或過敏反應……等，第三大類是非類固醇消炎止痛藥（Non-Steroidal Anti-Inflammatory Drug, NSAID），有Voren (Diclofenac)、乙醯氨酚（acetaminophen）等，常用於摔跤導致的肌肉關節疼痛、手術後疼痛等。

常吃止痛藥，可能發生哪些副作用呢？通常，最先發生的是胃潰瘍與胃粘膜糜爛，其次則是會造成肝腎負擔。單日服用量過大時，甚至會導致肝壞死與昏迷。

若是醫師開立的處方藥，因期限較長，劑量也會有所斟酌；但民眾自行到藥局購買時，藥局的藥劑師為了讓藥效比醫師的處方藥來得快，可能會有過量的情況。

許多人因為止痛藥越吃劑量越重，懷疑自己是否成癮了？事實上，若是沒有針對疼痛的原因做正確的診斷，只是一味的使用壓抑性治療，當然會導致止痛藥越吃越多，並非成癮。

一般人對於「需要」及「成癮」常有所混淆，我在《你不可不知的另類健康法》有詳細分析，在此僅以下頁圖簡要說明。

疼痛也常是我們診所患者的主訴，但我幾乎不會開立止痛藥，而是分析造成患者疼痛的真正原因，做正確的鑑別診斷之後，處方才會正確、有效，且不會有副作用。**很多患者在經歷另類療法後，也瞭解到原來讓疼痛消失的方法有那麼多種類及形式，例如，「牙痛」時可使用「磁療」，「經痛」時可使用「針灸」或「按摩」；「頭痛」和「肌肉酸痛」時，可用「醫學芳香**

療法」或「花精療法」等。無論是哪種治療法，成效都比止痛藥更為顯著，也不會有任何副作用。

項目與狀況	需要	成癮
使用時	・人會覺得舒服。 ・長期使用，身體健康。	・人會覺得舒服。 ・但長期使用，身體會不健康。
戒斷期（停用時）	・會難過不適。 ・無戒斷期，若太久沒使用，身體會出現越來越多症狀，最後導致疾病或死亡。	・會難過不適。 ・拖過戒斷期後，身體恢復健康。
停用後再用	・停用後所產生的症狀與疾病，可因復用而漸漸恢復健康。	・戒斷後再使用，則會重新成癮，使身體健康受損。

頭痛時，不要濫用止痛藥

臺灣的上班族或多或少都有頭痛或頭悶、脹、暈、眩的問題，如果沒有合併其他感冒症狀，如扁桃腺發炎、流鼻涕、咳嗽……等，大部分人都會直接到藥房購買止痛藥服用。但這種用藥習慣所產生的副作用與後遺症，是不容小覷的。

頭痛的表現方式有許多種，都是疾病所造成的結果而非原因，不是一顆「治標不治本」的止痛劑，就可解決問題。

上述的頭痛症狀，除了「急性上呼吸道感染所造成的頭痛」可合併使用止痛藥治療外，其餘都不行。期盼大家在生病時，一定要找專業醫師診斷後，接受醫師的正確處方，並在對的時間，服用正確的藥物與劑量。

頭痛的表現方式、成因與治療方法，詳見下頁表格。

抗生素會殘留在體內？

抗生素是消炎藥的一種，最常用於治療細菌性感染。一般來說，如果患者的抵抗力不錯，細菌感染也不太嚴重時，當然可以先不用抗生素治療，而靠自癒力恢復健康。但如果患者的抵抗力不好，細菌感染又嚴重時，建議一定要用正確的抗生素進行治療。

抗生素的藥害問題真是如此令人聞之色變嗎？其實，即使是大家非常熟悉的食物，也會有「毒」、「藥」角色互換的可能。**以米飯為例，在吃飽後還繼續吃，它就是「毒」；在肚子餓時吃，它就成了「藥」。要是有人連續數十日未進食，就必須先從水、米湯、稀飯、米飯循序服用，否則它依然是毒。所以「毒」與「藥」僅是一線之隔，重要的是使用的時機和分量。**

一般來說，無論使用「對」或「錯」的抗生素，體內均不會有抗生素殘留的問題，因為它最後都會被肝、腎慢慢代謝、分解、排泄掉。但若選用不適合的抗生素會產生副作用，因此常有患者排斥繼續使用，而造成細菌產生抗藥性，也增加了身體的負擔。可惜的是，大部分醫師都無法立刻為患者選擇最有效的抗生素，只能依照第一、二、三線藥物順序的流程用藥，也就不能在最短時間消滅患者體內的細菌。因此，如何在細菌感染的第一時間，選擇出正確的抗生素來使用，是非常重大的課題。

頭痛的表現方式、成因與治療方法

症狀	表現方式與成因	治療方法
1. 抽痛	・頭部兩側的太陽穴抽痛，合併視力模糊、心悸、噁心等。 ・頭部一碰就痛，屬於腦部血管擴張性的疼痛。常因冠狀動脈狹窄導致，若是女性患者，有時是合併子宮收縮不良所導致的疼痛。	・男性以血管收縮劑治療。 ・女性頭部抽痛者，可能是痛經、月經量過多或過少、經期過長、經血排不乾淨或血塊大，這種型態的頭痛可用子宮及血管收縮劑治療。
2. 暈痛	・患者會合併有頸部僵硬感。 ・這種型態的頭痛屬於曾經有過頭部外傷（如車禍或碰撞）的後遺症，或出生時待在產道的時間過長，腦部輕度受損，導致腦部局部異常放電所造成。	・使用低劑量的抗癲癇藥物，即可明顯改善不適症狀。
3. 脹痛	・中醫認為是體液在全身分布不均所造成的頭痛。因為體液大都集中在上半身，故患者經常合併有眼皮浮腫的症狀，如果合併頭暈，特徵好像是地震般的暈。 ・特色為偶爾發生，發生時會感到晃一下，晃過後即感覺恢復正常。 ・頭痛發作時，以手按壓頭部的疼痛部位，會有舒緩頭痛的效果。	・最有效的中藥代表方為苓桂朮甘湯，可代謝身體上半身的多餘水分，舒緩脹痛感。合併流鼻水，則加用小青龍湯。合併耳鳴、重聽則加用滋腎通耳湯。
4. 前額悶痛	・大多合併鼻塞、鼻蓄膿，為鼻竇炎所引起。	・應使用抗組織胺或加上抗生素。
5. 急性上呼吸道感染所造成的頭痛	・常合併有發燒症狀。	・非類固醇類抗發炎藥來治療。

6. 腦膜炎	·合併頸部極為僵硬、意識障礙等症狀，屬於急症。	·必須馬上送往醫院急診室治療。
7. 眩	·眩（Vertigo）是一種天旋地轉的暈。 ·西醫認為是美尼爾症候群、前庭迷路炎，或因為中耳、內耳不平衡所造成。 ·中醫認為眩多因肝氣不足所造成。	·西醫使用抑制前庭器的興奮劑來治療。 ·中醫以養肝氣的藥物，或針陽陵泉穴來解決。
8. 暈	·暈（Dizziness）是頭昏、頭重與昏沉之感，多因腦部血流量不足所引起，主因為腦動脈硬化症。	·使用擴張腦血管的藥物即可改善。 ·使用螯合療法來改善腦動脈硬化，才是根本解決之道。
9. 姿態改變引起的暈眩	·常發生在蹲下再站起時。此種暈眩有兩種可能，一為貧血，二為姿態性低血壓。	·若是貧血，可用維他命B12、葉酸與鐵劑來改善症狀。 ·維他命B12缺乏症，得在體內蓄積量全部用完的五年後才會顯現出來。 ·姿態性低血壓多為患者體質或使用降血壓藥不正確所致，若是後者，必須請醫師調整處方。
10. 如地震般的暈眩	·這一種最常見，但臨床上，西醫並未把這種暈眩歸類在頭部疾病的分類中，所以西醫的教科書上很少提及此種暈眩，但臨床上卻經常碰到這類型長期治療無效的患者。	·中醫認為這是腎氣不足所造成的。因體液分布在上半身，淤滯的水與氣往上衝所致。治療方法同「3.脹痛」。

還有一種錯誤使用抗生素的狀況需要特別注意，即是醫學界所稱的「預防性抗生素」。在手術後，為了避免發生細菌感染的狀況，醫師經常會預先盲目投以廣效抗生素。其實，此時應該使用營養補充的方式，讓患者的身體擁有足夠的抵抗力。

類固醇怎麼吃才安全？

免疫功能疾病約略分為兩種：過敏反應與自體免疫功能失調。假設免疫系統是體內的警察，過敏反應是當警察遇到某甲（過敏源）攻擊時，不分青紅皂白的還擊甲、乙、丙、丁等人；而自體免疫功能失調，則是無人攻擊警察，警察也會失控地無緣無故攻擊甲、乙、丙、丁等人。

在治療自體免疫功能失調時，第一線用藥為類固醇，第二線為免疫抑制劑，第三線為MTX或一些抗癌藥及抗排斥藥物，在臨床上視成效依順序使用。這類患者在看到處方籤後，常有這樣的疑惑：「我的病需要用類固醇治療嗎？類固醇明明就有流傳中令人聞之色變的『副作用』，為什麼醫師還把它當作處方藥呢？」常被提及的類固醇副作用，包括月亮臉、水牛肩，脂肪分布在中央、四肢肌肉變少，頭髮焦黃乾燥等。其實，這都是誤解。

真正的狀況是，如果選擇了正確且適當劑量的類固醇，在短時間內使用，副作用不僅極為輕微，甚至長期使用也不會產生副作用。不過，也有一些醫師害怕使用類固醇而造成醫病關係對立，即使患者的抽血檢查結果呈現陽性，還是都開第二線的免疫抑制劑，給患者一個交代，卻對患者的病情無助益。

最重要的是，應該讓病情盡快受到控制，如果再配合補充適當維他命、礦物質、胺基酸的螯合療法，更能改善自體免疫功能並獲得有效治療。因此，建議大家不要因噎廢食，喪失了治療的先機。

我認為，首先應診斷患者是哪一種自體免疫功能問題，這當然需要由驗血來做確立；接著，透過藥物診斷學，就可以確知對患者最有效且副作用最小的藥物是哪一種。例如，來到我們診所的年輕女性提到大量掉髮時，總是抱怨不知換了多少家皮膚科都治不好，因為她們始終認為是雄性禿惹的禍。但我卻警覺到，有可能是她們的免疫系統出問題，經過類固醇藥物組及免疫抑制藥物組的測試後，經常會發現有相當比例的人確實符合其中某種藥物組。

5 三高用藥不可不知的事

依據健保局單方藥品健保申報的排行來看，大部分都是治療三高（高血壓、高血脂、高血糖）的用藥。而依國民健康局在臺灣地區的三高追蹤調查（2008年完成）結果顯示，自2002至2007年，五年內增加的患者數量約有49萬人發生高血壓；37萬人發生高血脂；13萬人發生高血糖；也就是說，一年平均約有9.9萬、7.4萬及2.5萬人分別發生高血壓、高血脂及高血糖症狀。

一般來說，男性的三高發生率高於女性，但四十至五十歲以上的女性則顯著高於男性。另外值得關注的是，四十至五十九歲人口是高血糖發生率增加最快的族群，而三高患者發生中風、腎臟病、心臟病的危險性也更高。因此，國民健康局鼓勵四十歲以上民眾，多加利用官方三年一次的免費成人預防保健服務，才能盡早發現以維護健康。

由於生活壓力與飲食習慣的影響，使得心血管疾病成為普遍的文明病。經常有同時需要服用三高用藥的患者向我訴苦說，一天到晚要吃一堆藥，常覺得自己的人生很沒希望，更可憐的是，如果照著三種疾病的衛教單張去生活，幾乎只剩下陽光、空氣、水和一些蔬菜可用來維繫生命。我認為，與其給患者一大堆的否定與「不可以」，不如更積極地尋求治好疾病的方法。因而，當患者問我不能吃什麼時，我總是開玩笑說：「巴拉松啦！」**嚴謹一點說，就是避免吃會讓你過敏的食物就可以了**。

舉例來說，曾有一位糖尿病患者，在經過我治療後，發現原來食用不同品牌的米，也會讓他的血糖有明顯的變化。只要吃對食物，再服用正確的降血糖藥，就可以控制好糖尿病。

高血壓可以不用藥物治療嗎？

目前，相關研究已經證實，國人十大死亡原因中，至少有五種疾病和動脈硬化有著密不可分的關聯性：中風（腦血管疾病）、心臟疾病（心血管疾病、心臟衰竭）、糖尿病、高血壓、腎臟病變，可見高血壓與這些疾病關係密切。此外，許多血管性疾病，如阻塞性動脈硬化、頸動脈粥狀硬化、間歇性跛行、主動脈瘤……等，也都與高血壓有關。因此，若能良好控制動脈硬化，就能大為降低這些與動脈硬化相關的疾病發生率。

國民健康局對正常血壓的最新定義是，收縮壓120mmHg，舒張壓80mmHg；要注意的是，如果血壓的收縮壓120～139 mmHg，或舒張壓80～89 mmHg，即屬於高血壓前期，應加強控制。

除了需經常測量血壓之外，高血壓還有哪些症狀值得注意呢？一般來說，多數患者會合併有頭暈、頭痛、胸悶、肩頸酸痛等症狀。當發現自己可能罹患高血壓時，除了要盡早就醫確認，並接受正確的降血壓藥物治療外，最好能輔之以適當的高血壓飲食原則，降低食物中的鈉含量，多運動，並維持適當的體重。

或許有些讀者會問，有沒有哪一種降血壓藥是最好的？**答案是，沒有一種降血壓藥是最好的，只有什麼是最適合你的**。每位患者發生高血壓的原因都不一樣，因此治療的方法也都不盡相同。所以，**就算自己吃了有效，也請千萬不要隨便介紹給別人使用，畢竟每個人的體質和病況都不會是一樣的**。另外，吃降血壓藥發生副作用時，一定要跟醫師說清楚副作用的症狀，並請醫師換藥。

至於，血壓藥要何時服用才能更有效呢？有人認為，因為晚上血壓飆高的人較多，所以下午服用會比較好。我則認為應該要看個人的生活狀況而定。

一般來說，人在生氣或疲勞時的血壓最高。早上壓力比較大的人，當然早上比較容易血壓高；反觀夜間工作者，當然是晚上容易高血壓。另外，有一種會讓心跳變慢的降血壓藥，就要放在白天服用，因為夜間的心跳本來就會比較慢，再吃心跳變慢的藥，豈不是越變越慢了。每一種口服藥物都有其使用的適當時間，如果有疑問，請務必和你的主治醫師討論。

此外，降血壓藥有很多種，基本上只要吃了沒有副作用，血壓又能降下來的藥，就適合你。而當血壓恢復正常時，千萬不可自行停止用藥，如果擔心劑量會越吃越重，不妨和你的主治醫師討論，最好是以能維持正常血壓時的劑量為宜。

注射胰島素，為何還要合併口服藥物？

糖尿病的高危險群患者大多來自於遺傳、肥胖、營養失調、曾生育過重嬰兒的母親、超過四十歲以上的中老年人等。在糖尿病發病初期，多數患者並無明顯症狀，只能透過健康檢查發現。而嚴重的糖尿病患者，經常會有小便頻繁、口渴及虛弱疲倦、容易饑餓等症狀。糖尿病的發生，是由於體內分泌的胰島素不足或其作用不良，無法將吸收的糖分有效轉化為日常生活所需的熱量，過多的糖分會堆積在血液中，致使血糖提高而增加腎臟的負荷，並經由尿液排出。

理想的血糖值，空腹血糖值應控制於110mg/dl範圍內，當高於126mg/dl即可能罹患糖尿病。以目前主流醫學來說，糖尿病是無法根治的。一般醫師都會建議患者，同時透過藥物、食物、運動來控制病情。患者常見的衛教資訊上，也規範其飲食守則為：均衡、定時、定量、高纖、低脂、少糖、少鹽、少菸酒等。其次，依國民健康局建議，體重最好能維持於下列公式範圍內：

男性：（身高－80）× 0.7＝理想體重
女性：（身高－70）× 0.6＝理想體重

糖尿病的治療是一個大工程，尤其是成人型的糖尿病屬於退化性疾病的一種，也就是說，當患者的體質沒有改善時，糖尿病是不容易控制的，因此常看到患者注射胰島素合併口服降血糖藥物，仍無法有效控制飯前與飯後的血糖值。糖尿病已被認知是與自體免疫功能異常有關，但少有醫師將它當成這類疾病來治療。

我們的想法是：「當自體免疫功能異常而攻擊胰臟時，將導致胰臟受傷且產生糖尿病。此時，必須合併使用治療自體免疫功能異常的藥物，才能有效控制血糖。」另外，糖尿病合併有高血壓者，也要特別注意心血管方面的問題，因為我們發現在心肌梗塞的患者中，高血壓、高血脂合併糖尿病是最大的族群。

事實上，許多患者可能不知道，若能用對方法，糖尿病還是有可能改善的。**對所有老化與退化疾病而言，治療原則都是一樣的，即採用「排毒與補養」療法。也就是要排除患者體內的重金屬，合併中醫藥概念來養肝腎，達到自行排毒的效果，再補充足夠的營養素、礦物質、胺基酸及微量元素等。**此時，合併使用中醫辯證論治的方法，配合選用正確且適量的降血糖藥，並隨時調整，爾後在患者病情好轉的過程中，用藥的劑量一定會漸漸減少。

體質調整好就可以降血脂嗎？

現代人由於生活壓力和飲食習慣的關係，常會有代謝異常的問題發生，進而導致各種心血管疾病或慢性病纏身。依照國民健康局所列的五項危險因子中，只要包含三項（含）以上者，即罹患了所謂的「代謝症候群」：

1. 腹部肥胖：男性腰圍≧90cm，女性腰圍≧80cm。
2. 血壓偏高：收縮血壓（SBP）≧130 mmHg；舒張血壓（DBP）≧85 mmHg。
3. 空腹血糖值（FG）偏高：≧100mg/dl。
4. 高密度酯蛋白膽固醇（HDL-C）偏低：男性<40mg/dl，女性<50mg/dl。
5. 三酸甘油酯（TG）偏高：≧150mg/dl。

依據國民健康局的調查發現，國內民眾二十歲以上者，每五人就有一人患有代謝症候群；而研究中也發現，「腰圍」是代謝症候群的重要指標，腹部肥胖者有五成的機率將可能罹患代謝症候群，而其未來罹患高血壓、糖尿病、高血脂、心臟病及腦中風的機率，分別為一般人的二至六倍不等。因此，除了倡導經常量腰圍外，衛生主管機關也不斷呼籲，四十歲以上的民眾或為高危險群者，最好每三年檢查一次血脂濃度（血中總膽固醇、三酸甘油酯及高、低密度脂蛋白）。

所謂高血脂或血脂異常，是指血液中的膽固醇或三酸甘油脂高於正常值（200mg/dl），依據國民健康局之建議可分為以下三種情況：

1. 高膽固醇血症：總膽固醇（TC）≧200mg/dl
2. 混和型高脂血症：總膽固醇（TC）≧200mg/dl，且三酸甘油脂（TG）≧160mg/dl。
3. 高三酸甘油脂血症：三酸甘油酯（TG）≧160mg/dl，且合併TC/HDL-C≧5，或高密度脂蛋白膽固醇（HDL-C）＜35mg/dl。

一般來說，高血脂在初期並無明顯症狀，因此提醒您最好要定期抽血檢查。因為當TC或TG值越高，相對表示血管壁中的脂肪可能堆積越多，罹患心血管疾病的風險自然增高。

三高、心血管、腎臟病患者之所以逐年攀升，除了飲食習慣上的多油、多鹽、高膽固醇，以及運動量不足、生活壓力大、重度吸菸等之外，日常生活中無所不在的重金屬遺毒或化學添加物（簡稱「環境荷爾蒙」），日復一日的累積在我們體內，長期下來，不僅促使人體自由基旺盛活動，亦提早引發各種退化性疾

病，如動脈血管硬化等。

治療這些疾病並非一蹴可成，而是需要耐心和恆心慢慢處理。除了平日要控制飲食，還需有適當的運動、良好的生活習慣（如戒菸等），最好還能像打掃廚房裡的污垢一般，定期排除體內多餘的廢物及重金屬，才能避免有毒物質堆積在體內。

有些高血脂患者不但生活規律，而且飲食清淡，為何總膽固醇還會很高呢？其一，可能是先天體質的關係，其家族性遺傳的代謝膽固醇機能出了問題；其二，可能是因為遭受重金屬中毒，而產生器官病變或者代謝障礙。

例如，烹調時常用的鋁製品，或國人過度濫用的胃乳片（以氫氧化鋁為制酸劑），近來還發現牙膏中也含有大量的鋁，長期使用都可能會造成鋁中毒，進而導致肝腎功能受損，以及腦部退化性病變。

那麼，罹患高血脂時，是否只能服用降血脂藥呢？通常會以非藥物治療為優先，患者可先透過妥善的飲食計畫、運動、改變生活型態等，讓身體機能恢復正常，膽固醇代謝機轉的功能就可以回復正常了。

但是，若三至六個月後，仍然無法降低總膽固醇或三酸甘油脂時，就必須考慮使用降血脂藥來治療。此外，若患者已經同時有三高疾病，當然一開始就應該使用降血脂藥物。

曾有患者反應，吃了降血脂藥後常覺得心臟無力，有時甚至會全身疼痛。如果想避免藥物的副作用，是否還有其他治療方法？Statin類的降血脂藥，常見的副作用的確是全身疼痛、肌肉酸痛，但是降血脂藥有十多種，只要請醫師評估，換到適合的藥物即可改善。以我的患者來說，通常在第一次透過傳爾電針的檢測，即可準確選出適合患者的降血脂藥物，能提高治療效果，並縮短試藥與換藥的時間。其次，高血脂和體重並不一定有關連，有些患者在努力減重後，卻發現血脂數值依然高，表示體重並非問題所在。

6 破解錯誤的用藥迷思

許多人認為消化不良、便祕、感冒……等這一類的小病，只要直接購買成藥服用即可。但是，許多看似輕微的症狀通常是某些重症的警訊，例如，有人腸胃一不舒服就到藥局買消化藥服用，結果後來演變成胃潰瘍；還有某些民眾每逢感冒就把糖漿當水喝，直到久病不癒才去看醫師，沒想到竟然是肺癌。因此，切莫因為一時的輕忽、偷懶或貪便宜，以致把大病當成小病治療，發現時可能為時已晚而抱憾終生。

身為第一線的醫事人員，我還是要不厭其煩地提醒讀者，看對醫師接受正確的治療固然重要，但患者本身也應避免不正確的用藥行為。特別強調的是「正確」兩字，至為重要。

何謂不正確的用藥行為？簡單來說，即當患者使用的藥物，並非經過完整醫學教育訓練的合格醫師所下的處方藥。

至於，處方藥和指示藥到底有何區別？政府為了保障民眾的用藥安全，實施藥品分級制度，原則上分為三級：

- 處方藥：須由醫師檢查、診斷後開立處方，再經藥師調劑，才能讓患者服用的藥物。

- 指示藥：經醫事專業人員，如醫師、藥劑師、藥劑生等指示或指導下，就可以購得的藥物，如某些經由衛生署分級分類之胃腸藥、感冒藥、外用藥……等。此類用藥須聽取上述人員之指示或說明，若使用不慎，不僅無療效，仍可能發生危險。
- 成藥：由於藥理成分溫和，因此不需經過醫師處方即可自行在藥局購買使用，如綠油精、撒隆巴斯……等。

既然處方藥是由合格醫師經過正確診斷後所開立的處方，是否代表處方藥絕對比指示藥或成藥有效？我認為正確的用藥觀念應該是：**藥物本身是中性的，無論是處方藥或指示藥，唯有用對藥才是有效的**。例如，當我們只是單純的消化不良時，服用表飛鳴肯定比治胃潰瘍的藥來得有效。因此，不是比較指示藥或處方藥何者有效的問題，而是要正確診斷當時的症狀，並開立出正確的處方。基本上，只要不是醫師誤診誤治，處方藥或指示藥都會是有療效的。

其次，民眾經常會有一種錯誤的認知，以為所有藥物多少都會產生副作用，因此當副作用過於強烈時，就立刻自行停止服藥。殊不知，如此一來可能會延誤病情。那麼，是不是所有藥物都有副作用？我只能說，用錯藥時，肯定會有副作用。例如：肚子飽足時，硬要吃下三碗飯，結果導致腹痛，難道這是米飯的副作用造成的嗎？當然不是，問題是根本就不應該吃下那三碗飯。**事實上，很多服藥後的副作用，並非是某種藥物所造成。正確來說，是當時患者的狀況不適合用那種藥，就容易產生那種藥物反應，也稱為副作用**。因此，當副作用過於強烈時，「應該」和你的主治醫師商量，而非自行胡亂停藥。

感冒不吃藥也會好嗎？

「感冒」其實是一種統稱，它有不同的名稱，諸如上呼吸道感染、咽喉炎、鼻炎、氣管炎、扁桃腺炎……等，是會併發多種症狀，如咳嗽、流鼻水、發燒、全身酸痛……等綜合表現的症候群。致病原因多為濾過性病毒感染（有數十種不同的病毒），或細菌感染（有數十種不同的細菌）。若為免疫功能不良的患者，則容易引發腦膜炎、心肌炎、肺炎，嚴重者甚至會死亡。但這些都是屬於西醫的定義。

中醫稱感冒為「外感」，在臨床上，除了以上原因外，最常見的是「寒」、「熱」，也就是說溫度變化也會造成感冒的症狀。若在此時被誤診，就很容易造成藥物使用錯誤的副作用。**西醫對寒症、熱症、寒熱夾雜是完全無法體會與瞭解的，所以此時應合併使用中藥才是上策。**

感冒時，許多人以為身體有抵抗力與自癒力，只要多喝水、多休息，自然可以不藥而癒；且減少藥物的服用，也可避免造成肝腎的負擔。但遺憾的是，因為環境及各種食物受污染，導致人體的抵抗力與自癒力不僅早就被破壞殆盡，也使得肝腎代謝能力每況愈下。因此，為了找回抵抗力與自癒力，更應該要找對醫師吃對藥。

細菌感染就該選用對的抗生素，病毒感染就該選用適量且對的類固醇，再合併症狀治療。**選用抗生素與類固醇絕不能亂槍打鳥或試誤，醫師必須在第一時間就為患者開立正確的藥物，才是完美的醫療行為，才能真正幫助患者的身體恢復原本的運作機制，使自癒力回到最好的狀態。**

有很多患者，特別是崇尚另類醫學與自然醫學的患者，對於西藥有極大的排斥感。其實，西藥的理論或許不盡完美，但如果能在適當的時間，選擇適當的藥物種類與劑量，自然對患者有益而無害，千萬不要因為排斥它而失去治癒的機會。我是臺灣少數主張另類醫學必須與主流醫學合併使用的醫師，這才是對患者負責任的態度。

因此，當免疫功能正常時，在感冒初期當然只要多喝水、多休息，人體的自癒力就會發生功效。若是免疫功能出現問題了，最好由醫師診斷後，再以藥物治療為宜。

原則上，如果只是一般感冒就以症狀治療。例如，頭痛時用頭痛藥、咳嗽時用止咳藥、有痰時用化痰藥、流鼻水時用止流鼻水的藥物等。若是遭受細菌感染，則必須要使用抗生素做根本治療。再如扁桃腺發炎，除非患者當時的抵抗力不佳或發高燒，否則多數情形是不用藥就可以痊癒的。喉嚨痛則是必須忍耐的，至於用藥與否的差異，一般來說，若僅靠自癒力，痊癒的期間會耗時較久，過程可能也較為辛苦；若服用正確的藥物，則可縮短治療時間，並可減少身體不適。例如發燒，假設本來三天可以痊癒，一經服藥，或許半天就好了。

但是，並非每次感冒都如此單純。以西醫來說，可分為細菌性與病毒性；中醫則分為寒症與熱症；至於要如何區隔，當然只能靠醫師的專業診斷與治療了。

此外，**顯現於外的「症狀」未必是疾病的根源。萬一症狀不單是由感冒而來，而是另有其他嚴重的病因，例如，頭痛可能是偏頭痛、癲癇先兆或腦血管瘤，流鼻血可能是凝血功能不良或**

鼻咽癌，如果沒有找出真正的病源，「感冒的症狀」當然不會痊癒。

我們都瞭解，藥商基於經濟效益，登廣告賣藥是無可厚非的事。但對患者來說，這絕非聰明的選擇。以成藥的成分來說，酸痛藥布中所含的Diclofenac成分（原廠藥品名稱為Voren，屬於非類固醇消炎劑），使用時就要非常小心。因為Diclofenac是一種強力止痛劑，過度或長期使用都可能會造成肝腎負擔，並且有不少患者會對這種藥物過敏。現在有一家酸痛貼布廠商就強調不含Diclofenac成分。

當然，並非每個廣告都不好，撒隆巴斯做了一個很有意思的廣告，用八字貼法讓人馬上全身舒暢，其玄妙之處就在於八字貼法所貼的位置，正是中醫經脈理論中三焦經與小腸經的位置；三焦經與心包經為表裡經，小腸經則與心經為表裡經。「心主血脈」、「心主神志」，心血管疾病與情緒疾病，正是現代臺灣人最常見的疾病，唯一可惜的是廣告中並未對此多做著墨。。

回到先前的話題，感冒時會產生許多症狀，每種症狀都有專屬的治療用藥。以治療鼻塞的藥來說，成分就有一、二十種；止咳藥也有幾十種。顯然，一顆如萬靈丹的綜合感冒藥，是不敷需求的，更不可能滿足所有患者的需求。

因此，**感冒時應由醫師做正確的診斷後服藥為宜，若有剩餘的藥物也不要儲存起來，因為下次感冒的症狀未必和這次相同，且藥物可能會過期，保存不當也容易變質。經醫師診斷後的個人用藥，也不可與人分享，以避免造成他人不必要的困擾與傷害。**

一般藥物均具有交互作用，感冒藥可否和其他慢性病用藥或維他命同時服用呢？這要看感冒藥的成分。例如，有人說，降血壓藥不能和葡萄柚同時使用，但實際上只有一、兩種是不適合的，有些更是因為對葡萄柚過敏才會有這種狀況。如果擔心發生藥物的交互作用，不如就診時當面向醫師諮詢，千萬別因為無謂的擔心，而自作聰明隨便停藥。

另外，有不少人在服用感冒藥後，會有全身無力、嗜睡或胃痛的現象發生，這些都屬於藥物的副作用。全身無力、嗜睡，是因為含有抗組織胺的成分；胃痛可能是因為止痛劑或含有抗生素成分。**若是在服用感冒藥之後全身發癢，此時無論是藥物過敏或體質影響，請先停止用藥，並立即和主治醫師商討修改處方。**

消化不良不一定是腸胃問題

在臺灣，有很多家庭都會預備一些常用藥，例如綜合感冒藥、腸胃藥、酸痛藥布等，其中腸胃藥幾乎是每個家庭必備的藥品。腸胃藥對某些人來說，好像悠遊卡一樣是隨身必備物品；也有許多患者在醫師開立處方時，為了避免西藥傷胃，總不忘提醒醫師：「請記得加胃藥。」

一般市售的胃藥，例如胃乳、胃片等大多都屬於制酸劑。簡單來說，就是用來治療與胃酸分泌有關的疾病。由於成分多為金屬鹽類（鎂鹽、鋁鹽、鋁鎂混合劑、鈣鹽），易與其他藥物產生交互作用，且長期服用可能會造成胃部的酸鹼值變化，引發副作用。如果長期服用含鋁的胃藥，因為鋁是重金屬，容易導致腦部的退化性病變，因此，除非醫師認為患者確實有病情上的需要，否則不宜過度使用。（以上資料參考〈衛生署藥物安全週報〉第8

期，2005年11月9日）。

以胃食道逆流為例，難道只能用制酸劑治療嗎？以西醫來說，單純的胃食道逆流，若無合併心臟病者，依醫師診斷處方用藥即可。我在臨床發現，可用中醫的半夏厚朴湯來治療氣上逆的問題，如打嗝及梅核氣（像有東西卡在喉嚨裡的感覺）等；若有吐酸水（胃酸）情況則是屬於水的上逆，可用柴胡桂枝湯來治療。

當消化不良時，多數人都會認為是腸胃功能失調或益生菌不足，卻往往忽略有可能是心臟出現了問題。我發現許多求診的患者，深受長年便祕或排氣之苦，最後發現多為「火剋金」的疾病。**在臺灣，火病的成因多為腎陰虛所引起，因肺金不足以生腎水，腎水不足以平心火，火則旺；心火旺，則火剋金，金遭剋而更虛，因而產生惡性循環。**

比如，常打嗝的患者，表示氣在胃；常覺得腸胃脹氣又不斷放屁的患者，代表氣在腸子裡，即是火剋金。有許多患者的疾病發生在肺部、大腸、皮膚與鼻子的部位，例如：久咳不癒、鼻塞、腹瀉、痔瘡、異位性皮膚炎……等，也都屬於火剋金 註 的典型。

這類疾病須從平心火的角度治療，而非以肺與大腸的本經來醫治。先從心經與心包經進行治療，平心火後，可令金水相生；而後金水生，再平心火，則成為正向循環，此稱為「金水平火」。我們診所在臨床上，會使用入心經、心包經的中藥，或於心經、心包經處施針，輔以醫學芳香療法或磁療，常能見到很好的效果。

註 火剋金：指心臟或血管系統（火）的疾病沒有處理好，而導致肺、大腸與皮膚（金）也產生病變。當然，西醫是無法接受這個觀念的，但面對久治不癒的患者時，建議醫師們都應該多面向考慮疾病的成因。

眼睛乾澀為何不能亂點眼藥水？

現代人因為頻繁使用電腦，用眼過度而造成乾眼症，可說是眼科門診中最常見的疾病。最常見的症狀為眼睛乾澀、癢，有異物感、灼熱感，眼皮沉重、分泌物黏稠、畏光、視力模糊，嚴重時眼睛會紅、腫，長期甚至會引發眼角結膜病變而影響視力。

目前西醫對於乾眼症的治療，多以滴人工淚液為主，但這只是治標，根本之道還是要查出引起乾眼症的病因。乾眼症有可能是慢性結膜炎、缺乏葉黃素、肝臟機能不良、失眠等因素造成，但也可能是自體免疫功能異常，若合併有其他體表乾燥病變的，稱為「乾燥綜合症」。

乾燥綜合症，又稱「休格林氏症候群」，患者的免疫細胞會主動攻擊、破壞自身的分泌腺（淚腺、唾腺……等）功能，好發於四十至五十歲女性，女與男的患病比例為9:1。常見症狀包括：口乾、眼睛乾澀、皮膚乾燥、陰道乾燥，甚至擴及各種腺體、全身器官逐一乾燥，須由免疫風濕科醫師經過專業檢測、判斷而確立。

有位住在東部的患者，因為乾躁症，醫師一直用第二線用藥「奎寧」做治療，她吃了數年，症狀一直無法改善，但奎寧的副作用已造成她全身皮膚和嘴唇都變成深咖啡色，經過我以傅爾電針檢測後，建議她回到原醫院改服用第一線用藥類固醇「臨得隆」，過了兩個月，患者的乾燥症狀即有大幅度改善，皮膚也變白了。

失眠時，吃藥也無效，該怎麼辦？

常有患者抱怨自己飽受失眠的困擾，卻又不知如何判斷是情緒所引起，還是罹患某種疾病。我認為，既然是「飽受」失眠困擾，肯定有相當長的一段時間了，勢必已對日常生活造成不良影響，因此無論是否生病，最好都要盡速接受醫師診斷為宜。

臺灣目前使用量最大的安眠藥Stilnox (Zolpidem)，最令人詬病的副作用是夢遊。在國外，許多媒體都曾就其副作用做深度探討，可見發生的比例之高。服用這款安眠藥，即使沒有夢遊症狀，也會睡得相對較淺，當然隔天早上的精神和體力都比較差。

另外一種安眠藥Rohypnol (Flunitrazepam)，我認為對失眠患者來說是相對較好的藥物，可惜它就是不肖分子常用的強姦藥片FM2，因為被污名化得太厲害了，導致許多醫師都避免開立此藥。其實，這款安眠藥可以讓人睡得較深沉，需要考慮的只是服用的劑量如何精準拿捏而已。

如果對安眠藥的副作用有疑慮，不妨用中藥替代；中藥較為溫和，使用上也相對安心些，如酸棗仁湯等。若失眠且心情煩躁不安，可加用黃蓮解毒湯；若失眠合併胸悶、胸痛，可加用天王補心丹、養心湯；若合併噁心、想吐，可加用半夏厚朴湯。當然，這些診斷與處方仍需到中醫醫療診所就醫，確認適合才能服用。

如果你仍堅持自行到藥局購買市售的安眠藥，為了確保用藥安全，提醒你務必向衛生主管單位（如衛生署的藥物辨識系統等）確認你買到的是合格用藥。

如果吃再多的安眠藥也無濟於事時，那該怎麼辦呢？

此時需慎重考慮，是否有其他的情緒障礙或精神疾病。若失眠加上鬱鬱寡歡，可能需合併使用憂鬱症用藥；若失眠加上亢奮，可能需合併使用躁鬱症用藥；若失眠加上幻覺或走馬燈式的思緒，則可能需合併使用低劑量的精神科藥物。

那麼，失眠到底是疾病的因還是果呢？事實上，每個患者都不同。一位好的精神科醫師，會花很多時間去清楚瞭解患者的症狀，再做正確診斷，最後才會下處方治療。

孕婦生病時，不能吃藥嗎？

西醫認為孕婦或產婦，在懷孕與哺乳時先不要吃藥比較安全，以免影響到她們的孩子。

原則上，美國食品藥物檢驗局將孕婦用藥分為A、B、C、D、X五級。A級藥品為安全；B級藥品為可能安全；C級藥品是除非有治療必要，否則避免使用；D級藥品為避免使用；X級藥品則絕對禁止使用。

但普遍來說，現在有哪位醫師敢開藥給孕婦吃呢？除非是重大疾病或三高患者，否則一般的感冒、腸胃炎，即使是C級藥品，不僅孕婦自己不敢吃，醫師也多不主張開藥，除了擔心患者本身會出問題，也憂慮日後會衍生出畸形兒的醫療糾紛。

不過，依據電子雲共振的理論，胎兒這坨電子雲是被包覆在母親的大電子雲裡，在共振磁化效應下，胎兒必然會產生跟母親一樣的體質；因此，相對的，胎兒也會複製與母親近似的症狀。因此，我認為「懷孕與哺乳時，不但可以吃藥」，而且「更應該要吃正確且需要的藥」。不過，止痛藥、抗生素、類固醇等這一類的藥物，在懷孕或哺乳期間，除非有很嚴重的感染，我也堅決反對使用。

我要大力提倡的觀念是：**只有孕婦在身心健康的情況下，才能生出身心健康的小孩**。比如，母親在懷孕過程中有心律不整的狀況，代表母親這個大磁場是心律不整的，當然會影響到胎兒這個小磁場，也造成胎兒心律不整。所以，應該運用適當且正確的藥物，來解決孕婦的病症，將大磁場改善後，胎兒也才能發展為健康的磁場。

所謂適當且正確的藥物，包括以藥的形式存在的營養品、維他命與礦物質等。其實，我們每天吃的食品添加物，諸如防腐劑、色素、抗氧化劑等都是化學物，廣義也就是「藥」。而對孕婦來說，它們顯然是不好的，把這些添加物吃進肚子裡，不只會影響孕婦的健康，也一定會傷害到胎兒的發育。此時，身為醫師的我們，應該開立幫助孕婦代謝掉這些食品添加化學物的有益藥物。

哺乳也是相同的原理。很多醫師說：「吃藥時不要哺乳。」這句話太武斷了。曾經有位患者在懷孕時，因臉色潮紅、心悸與黃帶前來就診，但因懷孕而忌諱吃藥，之後沒再來就醫；產後一個月，她抱著剛滿月的嬰兒前來門診。她說：「孩子從出生到現在，臉一直都是深紅色的，下體還有臭味。」而她本身仍是懷孕時的症狀。我對她說：「妳孩子的病有一部分是因為懷孕時，妳的磁場不好，對嬰兒產生了共振的傷害。現在，妳吃藥時一定要哺乳，因為妳的乳汁內會含有妳服用的藥，可以同時治療妳的嬰兒。」兩週後，患者又抱著她的嬰兒前來診所。我們看到的是臉龐白皙的小嬰兒，下體也已經完全沒有味道了。

當然，如果母親和嬰兒患有不同的疾病，而母親服用的是屬於攻擊性的藥物，此時就不適合哺乳。

試想一下，從一個受精卵要變成三千公克的胎兒，得長大好幾億萬倍；而哺乳婦的營養也需要增加好幾倍，才足夠提供嬰兒成長所需的養分。**所謂適當的藥物，從母親和嬰兒的角度來看，實應稱為修理和保養的營養品。懷孕及哺乳中的母親們，可要好好保養自己這部大機器，並補充足夠的原料，才能生產優質的產品——健康的嬰兒與健康的母乳。**

肝腎保護好，代謝沒煩惱

相信大家對這個廣告詞一定不陌生：「肝那好，人生是彩色ㄟ；肝那係嘸好，人生是黑白ㄟ。」可謂貼切地彰顯出肝臟的重要性。「嘴乾、嘴苦、眼睛澀、人疲勞，攏是肝火大。」這也是一句有名的廣告詞，說的都是肝臟功能開始出現問題時的早期症狀。

肝臟除了製造膽汁、儲存肝醣之外，也負責排除多種代謝後所產生的毒素；腎臟則是負責排泄體內多餘的水分及毒物。中醫稱肝、腎為生命之本，都是人體內主要的代謝器官，負有淨化血液、解毒與排毒的重責大任。

中醫認為，「肝藏血，主疏泄，通於目；腎藏精，養骨髓，通於耳」；並說「腎主先天氣」，表示「腎」為人體最重要的免疫系統。在這裡，中醫的「腎」泛指西醫的腎臟科、泌尿科、婦產科以及內分泌系統。而西醫認為肝是人體最大的免疫器官。因此，如果將肝、腎功能維護正常，自然能恢復免疫功能，讓抵抗力變好，身體也擁有健全的防禦系統。

只是，**現代人們的疾病有很多是廢物累積造成的，也就是所謂的環境荷爾蒙，主要來自重金屬，如鉛、汞、鎘、鋁等，或化學添加物，如防腐劑、殺菌劑、抗氧化劑、漂白劑、香料、調味料等。如果肝、腎功能正常，可以把這些環境荷爾蒙代謝分解，並使之排出體外，身體自然一天天好轉。但如果肝、腎功能不正常，這些環境荷爾蒙會惡性循環，讓肝、腎等解毒排毒系統負荷過重，造成二度傷害。**

以下為常見的重金屬毒害可能造成的疾病：

- **鉛中毒**：傷害生殖、神經精神、心血管、腸胃、造血等系統，及肝、腎。胎兒或嬰幼兒若遭污染，則易導致智能障礙。
- **鋁中毒**：引發貧血、骨質疏鬆、骨頭疼痛、腸胃障礙、腎臟障礙、肝功能障礙、手腳痙攣，以及阿茲海默症與巴金森氏症等。
- **鎘中毒**：引發腎及肝功能障礙、疲勞、高血壓、肺氣腫、胸痛、腳痛、骨骼異常、風濕性關節炎、食慾減退、癌症等病症，並影響腦部活動。
- **汞中毒**：對肺部及神經精神系統、腎臟、腸胃等造成嚴重傷害。

· **砷中毒**：造成溶血性中毒，抑制細胞代謝，使身體各器官功能受損；孕婦體內若含砷量過高，恐有產生畸形兒的顧慮。

重金屬對環境的污染可說是族繁不及備載，諸如：電子零件、汽車活塞中的鈹，充電電池、寶特瓶的銻；電鍍、焊接、合金業（包括其製作的不良飾品和用具）、殺菌劑、染料、漆料中所含的鎳、銅、鉑、銀、鉈、錫等。即使某些稀有元素是人體所必須的，但一過量就會成為有毒的重金屬。

一般女性塗抹化妝品時，若引起臉部紅腫、發熱、疼痛等現象，頂多認為膚質不合適或是過敏反應，換用別種產品就算了，殊不知幾乎所有彩妝品都含有重金屬，而且顏色越鮮艷的，重金屬含量越高。若是長期大量使用彩妝，將造成體內的鉛、汞……等含量增加，且臉部黑斑更為明顯，不是用雷射就可以解決的。

重金屬污染對於血管、肝、腎所造成的傷害與負擔，比立即性的過敏反應更加嚴重，是健康最可怕的隱形殺手。

唯有排除各種環境荷爾蒙，並均衡的補充維他命及各種營養品，才是維持身體健康、由內而外抗老化的不二法門。

7 健康食品隱藏的危機

2011年5月，臺灣的食品安檢走進史無前例的黑暗期。塑化劑風暴如龍捲風般襲擊臺灣食品安檢的權威，造成全國百姓恐慌不安。不論事先知情與否，此事件傷及許多知名食品業者的信譽，更慘的是，連標榜安全無虞的健康食品，也有多家大廠商中箭落馬。

這次造成重大食品污染的主角DEHP，學名為「鄰苯二甲酸二辛酯」。同屬於第四類毒性化學物質的塑化劑，還有DINP（鄰苯二甲酸二異壬酯）。DINP和DEHP雖然都是合法的塑膠製品塑化劑，卻非合法的食品添加劑。同時，DINP的毒性雖比DEHP低，但經動物實驗發現，DINP可能對肝臟或其他器官具有毒性。

為了美化賣相，在食品衛生的規範下，販售食品可添加合法的添加劑；利慾薰心的商人卻利用法規漏洞，讓無辜的民眾長期下來吃進許多毒素，在傷身又傷財下，導致許多人對健康食品望而生畏。

並非所有的健康食品都是黑心貨，市面上仍有些可用的正牌商品，不過衛生主管機關應該振作起來，嚴加管理各級上下游食品、藥品廠商，才能重建消費者的信心。而消費者也應該學習如何判斷，並非所有健康食品都適合每個人的體質及狀況，更不應該以價格的高低或說明書上陳述的功效，就認定是好的健康食品。

此外，2013年5月，臺灣又爆發與塑化劑風暴類似的毒澱粉事件。澱粉製造廠將化工原料順丁烯二酸，摻入可增加彈牙口感的化製澱粉、地瓜粉等原料粉，使不知情的中、下游廠商使用這些毒澱粉製作成各式食品，使用範圍包括主食及烹飪材料，影響程度更甚於塑化劑。雖然順丁烯二酸的急毒性低，但日積月累下來的影響仍不可小覷。

在同一時間，也查出南部有商行竄改有效期限，販賣過期商品，包含五星級飯店、連鎖餐廳、學校都受到牽連，這種黑心行為對吃到相關食品的民眾之健康，造成相當嚴重的傷害，實在不可原諒。

健康食品是指具有保健功效的食品

依據〈健康食品管理法〉第二條規定，「健康食品」是指具有保健功效，並標示或廣告其具有該功效之食品。所謂的保健功效，指的是增進民眾健康、減少疾病危害風險，且具有實質科學證據之功效，非屬治療或矯正疾病之醫療效能為目的之食品。因此，市面上所見的營養食品、生化產品、生機產品等，只要是符合〈健康食品管理法〉規定者皆屬之。

為了幫助民眾辨識誇大不實的健康食品廣告，衛生署還提供了七種方法，茲摘要如下：

1. 暗示或強調效能、過度誇大效果、宣稱有醫療效能，或故意讓人誤以為有療效。

2. 標榜天然、安全、無副作用等。
3. 以食品名義製造或進口，卻假借藥品名義欺騙大眾。
4. 假借新科技或傳統療法為名義，宣稱「新科學結晶」、「奇蹟療法」、「祖傳祕方」等。
5. 利用專家及藝人做證言式廣告。
6. 利用藥房寄售、郵政劃撥、電話專送，或以直銷方式來逃避處罰。
7. 合格健康食品的包裝上有「衛署健食字第○○○○○○」字號及標準圖樣、成分、製造商名稱和地址、有效期限等標示。衛生署核准的健康食品，可至衛生署架設的「食品藥物消費者知識服務網」（http://consumer.fda.gov.tw/）的「整合查詢中心」之「衛生署審核通過之健康食品資料查詢」進行查詢。

如何判斷是否為好轉反應？

我認為許多熱愛以健康食品養生的人，大多屬於營養療法與自然療法的迷信者，而非理性的認同者。他們可能將健康食品所造成的傷害，誤以為是好轉反應；就像很多販售健康食品的營業員，常將食用健康食品之後的症狀，全歸之於排毒的好轉反應（亦稱「瞑眩反應」），其實是不正確的。

排毒的途徑有許多種，諸如大便、小便、皮膚排汗、長痘痘或粉刺，咳嗽、嘔吐、拉肚子等，簡言之，因毒素排出體外所產生的反應，皆可稱為排毒。

如果你在食用健康食品之後，有長痘痘的現象。這時，需注意身體的其他部分有沒有改善，諸如：精神好些了嗎？肩頸僵硬

有沒有鬆開一點？胸悶、胸痛有沒有好轉？如果有正向的改善，那就是好轉反應。如果精神沒有變好，身體還是感覺不舒服，那是中毒反應。

另外，好轉反應的症狀皆以倒序重現，例如，生病時的症狀為「發燒→嘔吐→拉肚子」，好轉反應便為「拉肚子→嘔吐→發燒」，如果它是跳著出現，也不能算是好轉反應。（見《你不可不知的另類健康法》第278頁。）

此外，依照好轉反應出現的時間，也可以知道當時疾病發生的時間，一般而言，治療一個月出現好轉反應，代表這大約是一年前所發生的疾病或症狀。例如：接受治療兩個月後，突然劇烈頭痛，表示這位患者大約兩年前曾經有過劇烈頭痛。

當然，「好轉反應」對西醫而言是天方夜譚，很敬佩楊定一先生也在《真原醫》的第33及168～172頁中，詳述這個理論。

從東方醫學角度檢視健康食品

若從傳統東方醫學角度來檢視健康食品，我認為具有加分效果的有靈芝、當歸、黑木耳，是少數符合標準且不會產生副作用的中藥材或天然食品。究竟它們具有什麼益處？其藥理轉機是什麼？如何正確使用才能發揮效果呢？簡單分析如下：

靈芝

人人皆知靈芝對身體有益，但不表示全部的靈芝都是好的。即使同屬赤芝，也因為品種不同、製程不同、有無蟲蛀、有無發霉、生產者不同等，而有很大的差異；還有，是否為子實體或只是菌絲體，也會造成品質極大的落差。

在中國，靈芝又稱「仙草」、「瑞草」，日本稱為「吉祥草」。根據《神農本草經》記載，在收錄的三百餘種藥物中，可分為上、中、下三品，上品藥都是無毒且沒有副作用，靈芝就是其中一種。此外，李時珍的《本草綱目》對靈芝的評價更高，他認為靈芝是一種滋補強壯、扶正固本、延年益壽、鬆弛身心的珍貴藥材，還分為青芝、赤芝、黃芝、白芝、黑芝、紫芝等六類，並強調具有「久食輕身不老，延年神仙」的功效。

但靈芝絕非越老越有效，千年靈芝只是神話，並不適用於現代醫學領域。如果選種正確，臨床上使用的靈芝，約三個月大的子實體效果最好。

靈芝的成分

1. **高分子多醣體**（Polysaccharide）：由數十萬到數百萬的葡萄糖組合而成的，具有增強人體免疫力、調整血壓、抗過敏，以及對癌症有抑制及預防效果。
2. **三帖類**（Triterpenoids）：含有特殊的三帖類「靈芝酸」是其味苦的主要因素，功能在於抑制癌細胞增長、促進肝臟的新陳代謝、預防心血管疾病之發生。
3. **小分子蛋白質**（LZ-8）：小分子蛋白質與人體的免疫球蛋白類似，能協助人體進行免疫功能的調整，還具有抗過敏、抵抗B型肝炎的功能。
4. **腺甘**（Adenosine）：為人體遺傳基因的成分之一，主要機能為抑制血小板集結、防止血栓塞所造成的血流阻塞、改善血液循環系統、預防靜脈曲張的產生。

5. **有機鍺（Organic Germanium）**：可提升人體吸收養分的能力，提高人體血液含氧量、活化細胞的代謝功能、防止體質酸化。

6. **胺基酸及微量元素**：含有人體所需的胺基酸、微量元素，具有增強體力、活化藥理的功能。

靈芝的功能

1. 提高孕婦的免疫力

女性在懷孕期間，因新陳代謝與內分泌的顯著改變，造成生理性暫時失調，為適應其變化，除了適度增加維他命、礦物質及適量運動外，可服用靈芝以避免嘔吐，並有清血、利尿、解毒等多項功能，進而促使胚胎發育正常。根據研究，靈芝中的高分子多醣體能提升孕婦的免疫力，提供胎兒必要的氧氣；靈芝酸可保肝解毒，腺甘能改善血液循環、預防靜脈曲張，有機鍺可幫助食物代謝後的酸性物質及農藥殘餘物排出體外。

2. 幫助發育成長

青少年時期是成長黃金期，也是智力和體力的發展關鍵時期。但由於環境的惡化、錯誤的飲食及生活習慣、升學壓力，使許多文明病提早出現於這個時期，如果採用藥物治療或激素調整，都將可能發生不良的後遺症。靈芝含有大量的微量元素及胺基酸，能有助達到營養均衡。

3. 調理補充流失的營養

許多中年人面臨工作、家庭兩頭燒的狀況，導致身體不斷出現警訊。如果不加以妥善保養，病因將會開始埋下導火線。預防、調理、修復和再造是中年人保健的重點，因此應加強起居飲食、情緒管理和天然保健品的調理，而靈芝可列為最佳選項之一。

4. 預防退化性疾病

由於出生率及死亡率的降低，二十一世紀的社會人口結構已呈高齡化趨勢。而對老人來說，生活中的不便與痛苦，就是從一連串的慢性病開始，如心血管疾病、骨質疏鬆、視力退化等。研究指出，靈芝的多醣體具有清除衰老成因中的自由基，可使細胞維持年輕。

當歸

當歸是一種傘形科植物的根，有女性人參、補血聖品的稱譽，一般生長在潮濕的山脈、河岸、深谷、沿海地區。藥聖李時珍認為，古人娶妻為嗣續也，當歸調血為女人要藥，有思夫之意，故有當歸之名。此外，《神農本草經》亦將當歸列為上品藥之一。由於其藥性為甘、辛、溫，傳統用來調經理帶的四物湯中，當歸就是主要成分，具有活血、止痛潤腸等療效，是功效卓著的補血藥材。

當歸的成分

研究顯示，當歸含有多種揮發油成分，具有脂肪酸、葉酸、類胡蘿蔔素、維他命B12、維他命E等多種營養成分。它不僅是傳統醫學裡用來補血、活血的中藥，也是現代人用來保養皮膚的草本藥材之一。由於當歸所抽取的精油，含有油脂及脂溶性維他命A、E，能達到去瘀血、抗菌的效果，用來製作女性養生藥酒、健康食品或外用美容品等，都有相當不錯的功效。

當歸的功能

1. 可改善婦科疾病

當歸可協助女性排經順暢，減緩經前、停經後的不適感，是女性生殖系統的滋補良藥，對於子宮具有雙向功能，可促進或抑制子宮肌的伸縮。

2. 有利於補血、活血

當歸含有豐富的維他命和礦物質，不僅可預防貧血，還可降低血小板凝結、抗血栓，促進血紅蛋白及紅血球的形成，提升血液循環。

3. 具有抗炎、散瘀、消腫的成效

當歸甘溫而潤，辛香善於行走，用於跌打損傷、瘀血腫痛，有良好效果。根據日本的研究，當歸的抗發炎作用可用於關節炎的治療；美國研究則證實，當歸對於改善過敏具有相當療效。

4. 幫助保肝及潤腸通便

因年老、久病、產後失血等，導致血虛腸燥所引起的排便不順者，可使用當歸養血潤腸來通便。常與麻仁、生地、熟地、桃仁、大黃、肉蓯蓉、瓜簍仁等同用。

5. 天然的美容保養品

由於當歸含有大量揮發油、維他命、有機酸等多種成分，不僅能降低血管阻力、增加血液循環，更能抑制黑色素的形成，對於治療黃褐斑、雀斑效果顯著。甚至有不少美容保養品將當歸加入美白霜、去斑霜中，可達預防皮膚粗糙、防止粉刺和黑斑形成的效果。此外，可將當歸、白芷、綠豆粉、柴胡、蛋白等研磨成粉來製作面膜，不僅經濟實惠，也是無副作用的天然保養品。

6. 輔助治療呼吸道疾病

據古書記載，當歸具有治咳降氣之功效，對於治療呼吸系統疾病，如流行性感冒、支氣管炎、傷風及氣喘等都具有明顯療效。

黑木耳

黑木耳為木耳科植物的子實體，屬於野生食用菌，常生於桑、槐、柳、榆、楮等朽木上，其色淡褐、形似人耳，歐美稱為「猶太人的耳朵」，又有人稱為「雲耳」或「木茸」，主要分布在北半球的溫帶、亞熱帶地區。

《本草綱目》記載，木耳各木皆生，其良毒亦必隨木性，然今貨者亦多雜木，為桑柳楮榆之耳多云。並將耳類的附方計有木耳六種、桑耳十四種、槐耳六種、榆耳一種及柳耳一種，因此摘採時不可不慎。臺灣現在的黑木耳多以太空包培植，優點是菌種的控制可以標準化。

黑木耳具有膠質、韌性、彈性，背面絨毛層濃密，煮食後口感極清脆，不僅熱量低，且含有豐富的鐵質、鈣質、食用纖維、維他命與多種酵素成分，是人類最早食用的菇類之一。

黑木耳的成分

1. **多種營養素：**含有蛋白質、脂肪、醣、鈣、磷、鐵等礦物質及胡蘿蔔素、硫胺素、核黃素、菸鹼酸等維他命。含有對人體有益的植物膠質，是天然的營養滋補劑。

2. **維他命D**：在菌菇類中，黑木耳的維他命D位居第一名，對於強健骨骼、牙齒及預防骨骼疏鬆症都有相當療效，此外，還能阻止腸管吸收膽固醇，可改善高血脂、動脈硬化等疾病。

3. **食物纖維**：對無意中吃下的頭髮、沙子、金屬屑等難以消化的異物，具有軟化溶解作用。對初期結石患者來說，多吃黑木耳，能達到緩解效果。

黑木耳的功能

1. **改善心血管疾病**：有助於抑制血小板及防範腦栓塞。木耳味甘氣平，有滋養、益胃、活血、燥潤的功效，對於痔瘡出血、便血、痢疾、貧血、高血壓、便祕等症狀也有顯著功效。據國外研究顯示，食用木耳不僅能減低血凝塊，還能防止冠心病的發生。

2. **幫助降低膽固醇**：含亞麻油酸，可在體內與膽固醇結合成「膽固醇脂肪酸類」，降低血漿中的膽固醇。

3. **有效降血糖及抗氧化**：黑木耳的子實體具有高抗氧化，可降低血液凝塊，使血糖下降等。

4. **加速脂肪燃燒**：含有卵磷脂，可將體內脂肪乳化成液質狀態，有利於消耗及降低體脂肪含量。

5. **促進腸胃蠕動**：含有豐富的纖維素、半纖維素、果膠等，可促進胃腸蠕動、幫助排便順暢。

6. **天然美膚保養品**：雖然黑、白木耳的營養成分類似，但黑木耳所含的鐵質卻比白木耳高上十倍，是相當不錯的補血天然食品。

Chapter 4 健康要靠自己把關

1 傾聽身體發出的警訊
2 自癒力是健康的關鍵
3 過敏是現代人的通病
4 善用另類醫學輔助治療癌症

劉醫師 如是說：

另類醫學經常是治療疾病更好且是第一個選擇。

Not another choice, but the first choice.

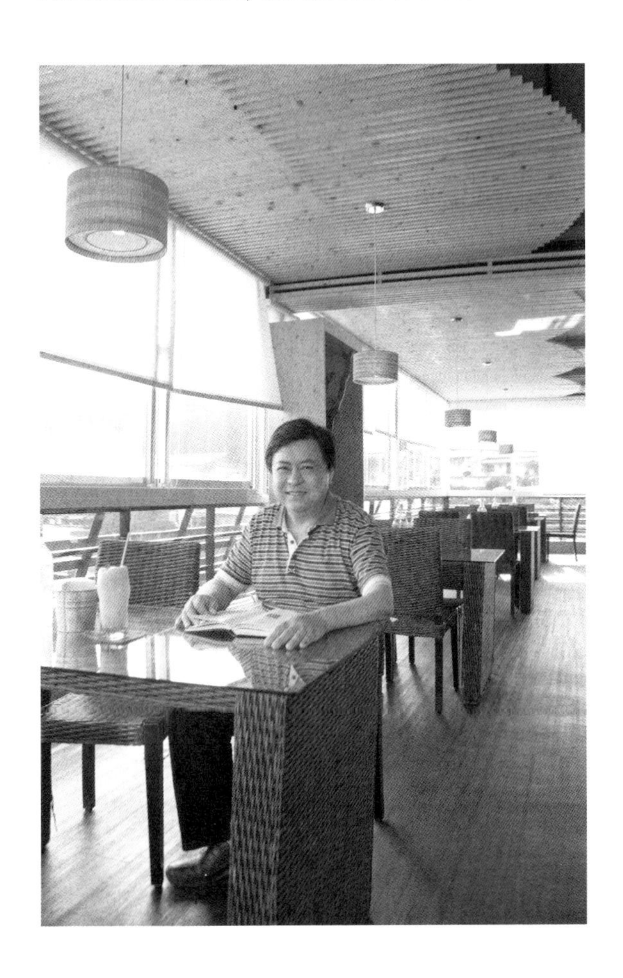

1 傾聽身體發出的警訊

如果你沒有特別的情緒起伏，卻常毫無預兆的突然覺得胸悶或胸痛；或者有時覺得左上腹不舒服（以為是胃不舒服），有時不舒服的感覺一直延伸到喉嚨（以為是胃食道逆流）；或者從前胸痛到後背（以為是肌肉拉扯受傷或神經痛），並且一痛就超過半小時，甚至一整天都坐立難安，覺得渾身不對勁；以上種種症狀，別以為都是神經痛，這些有很多都是心絞痛的症狀，千萬不可輕忽。

是累了？還是病了？別傻傻分不清

人體有很多重大疾病的產生，與以下因素有因果關係，且讓我以砲彈理論來解釋這些疾病的成因。

基因遺傳＝砲彈殼

基因是造成疾病種類最重大的因素，遺傳如同一個砲彈殼放在被基因影響的器官裡。如何改變基因來改善疾病，只有等待DNA醫學的進步才有機會。

有毒重金屬的傷害＝砲彈殼中的火藥量

有毒重金屬（環境荷爾蒙）是加重疾病的因素之一，科技的進步造成有毒重金屬的氾濫，影響人類健康至鉅。這是一個在主流醫學中很少人觸及，卻是相當嚴重又難以處理的課題。人體中的有毒重金屬累積量越大，對人體的傷害就越大，好像砲彈殼中的火藥量越多，爆炸時的威力就越大。

情緒起伏與不正常的低氣壓＝引發砲彈爆炸的引信

很多疾病的發生，特別是心血管疾病與中風，都發生在嚴重的情緒起伏，特別是「生悶氣」，或者不正常的低氣壓來臨時，如颱風、寒流，特別是相對異常的低氣壓，如秋季颱風、3月寒流，都會導致疾病的發生。

這幾年來，夏天爆熱，經常誘發缺血性心臟病以及心律不整，提醒您每逢這些時節要多加小心。

以上就是嚴重慢性病（以心肌梗塞為例）的成因與發病三部曲。很多癌症的發病，也是長期負面情緒累積的結果，可惜的是，基因醫學一直未能有所突破，也尚未運用在臨床上。

環境保護也是長期以來大家所關注與倡導的，但總是雷聲大雨點小，實際成效微乎其微。人類對環境的破壞，釀成溫室效應，引發大自然的反撲，每當氣候異常時，也是嚴重慢性病的發作期。目前，醫學界尚無意涉獵這個區塊，實際上，就算醫學界承認天候因素對人體健康造成影響，又能做些什麼呢？唯一能做的是，排除體內重金屬，但這區塊在臺灣又太少人涉獵。

容易被忽視的心臟病症狀

現代的養殖動物，如魚、蝦、牛、豬、雞、鴨、鵝等，都用了大量的抗生素、瘦肉精、荷爾蒙等來飼養，人們吃下肚後，不知不覺在體內累積了許多毒素；加上營養攝取不均衡、缺乏運動、空氣和水也受到環境中重金屬的嚴重污染等，導致心臟與血管疾病的患者越來越多，也有越來越年輕化的跡象；甚至連具有醫療專業知識的醫師都難以倖免。

我個人也有類似的經歷，在2001年急性心肌梗塞發作之前，我從來不知道自己有心臟方面的問題。在那之前，我剛做過全身健康檢查，全部的報告都顯示「正常」。而在因急性心肌梗塞住院期間，所有的檢查結果也都是正常。因此，心臟科主任告訴我，心肌梗塞的成因是「基因」造成的。

事實上，光用「基因」二字實在無法說服我。事後，我開始研究自己為什麼會心肌梗塞，分析原因有三：一，以家族病史來說，家父四十一歲時中風，而我在三十出頭就有血壓高的傾向，自然是心臟病的好發族群，即是醫師所說的「基因」問題。二，心肌梗塞發作前，有將近一年的時間，因為不同事件造成我的情緒起伏（生悶氣）相當嚴重。三，低氣壓──納莉颱風的影響。

回想起來，我發現自己完全**忽視了身體所發出的各種警訊。例如，我經常感到胸悶、喘不過氣；半夜睡覺時，偶爾會因為吸不到空氣而需要坐起來；甚至在一次飛往美國的航程裡，我竟然必須使用氧氣來幫助正常呼吸。發病前一年，我每隔兩個月會聲音沙啞一次，每隔兩個月也會落枕一次，這兩種症狀一般人約三至五天即可恢復，而我每次都要拖到將近一個月才會復原。在我**

發病前半年，我的雙眼結膜都充滿血絲……等狀況。

我居然跟其他人一樣，不知這些症狀與心血管疾病密切相關，直到醫師告知「你得裝支架」，才驚覺事態嚴重。到了急診室，看到病危通知、手術通知書、麻醉通知時，哪個患者能理性的思考，並做正確的決定？即使我是個專業醫師，身為患者時，也只能聽從醫師的建議了。

在經過驚濤駭浪的體驗之後，心臟科主任也明確告訴我，這種疾病復發的可能性，以及需要注意的事項，並一再提醒我，危急時要馬上到急診室。事實上，我裝好支架出院後不到一個月，胸悶的感覺又出現了，這時才瞭解，恐慌如影隨形，沒有真正結束。

我經常深思，如何才能讓自己的心肌梗塞不再發生？不僅要避免同樣的情形發生在自己身上，更要避免同樣的情形發生在患者身上。於是我開始致力研究，要如何預防心肌梗塞及所有因血管硬化而造成的症狀與疾病。

咳嗽、胃痛、坐骨神經痛，都可能是心臟病的前兆

我曾遇到一位治療感冒相當著名的中醫師。他在醫療上的專業十分被人推崇，但他竟然久咳半年未癒，使用小青龍湯等中藥都無法治好自己，還時常發生心悸；此外，他也有坐骨神經痛的問題。我聽到之後，便建議他改用天王補心湯與炙甘草湯，並請他兩週後告訴我後續狀況，不久，他的咳嗽與坐骨神經痛，果然都因為吃對藥而痊癒了。

這是因為治療坐骨神經痛需從環跳穴下手，依照中醫「下病上取」的原則，對應到天宗穴（屬手太陽小腸經），是跟心臟有關的穴道。在中醫理論中，心經、小腸經（兩者為表裡經）多與心律不整有關，而心包經、三焦經多與心臟缺氧有關。因為他的咳嗽用治療感冒的方法醫不好，我才判定他應該是屬於心臟方面的問題。

有一些患者主訴自己是胃痛，但我用傅爾電針測試了幾種胃藥都不合，反倒是心律不整和心臟缺氧的藥適合他，我因此百分百的肯定，患者的胃痛其實是心臟缺氧所引起的。另有一位五十多歲的女患者，在醫學中心吃了十六年的胃藥，卻從來沒有好過。但她在服用治療心臟的藥兩週後，胃就不痛了。類似的例子，在我們診所比比皆是，不勝枚舉。事實上，她不應稱為「胃痛」，而是「左上腹痛」。

也有人以最後一顆臼齒或其牙齦的疼痛，來表現心臟的病兆。那是因為每個臟腑都有一條相關的經絡，每顆牙齒都有它的反射區，最後兩顆牙齒與心經、心包經是相關的。

心臟缺氧與心律不整，在臨床上的表現是千變萬化的，所以醫師的臨床經驗與關鍵診斷之重要即在於此。

主流醫學擁有運動心電圖、二十四小時心電圖、64切、128切、256切、電腦斷層等最先進的醫學科技，為什麼還有不少人做完全身健康檢查，顯示一切正常後，仍然猝死？我深信任何一種學問都有它的死角，能夠學會多種醫學，截長補短，以各自所長補他方不足，才是醫學界應該永恆追求的目標。

目前，主流醫學在心臟疾病的診斷上仍有許多限制。一般而言，門診只做一般性的心電圖，如果沒有明顯的病變，就不會做進一步的檢查，因此無法提早發現疾病，當然也就無法做預防及治療。這好比健康是「0」，能被診斷出來的心臟病為「10」，介於1～9之間的臨床心臟病症狀，卻是經常被忽略的。這也正是為何心臟病患者大多在被送往急診室時，才確認出是嚴重缺氧性心臟病的原因。

我學弟的父親，七十一歲，運動心電圖的檢查結果完全正常。但不到半年，就因為胸悶、胸痛，被診斷為急性心肌梗塞。在經過心導管檢查後，醫師告訴他，三條冠狀動脈都已阻塞且嚴重鈣化，無法裝支架，必須馬上施做血管繞道手術，否則隨時會有生命危險。聽到這樣的診斷，讓身為醫療專業人員的學弟深感疑惑。其一，血管從硬化到鈣化，會在這麼短的時間內形成嗎？其二，為何即使檢查對象是七十一歲的老人，運動心電檢查圖仍無法在半年前顯現出他有嚴重心肌梗塞？

心肌梗塞這個急症，有95%以上是在急診室才被發現的，此時不管醫師要你裝支架或是做血管繞道手術，患者或家屬都得立刻做決定，即使事後反悔也於事無補。我們能否在症狀輕微時，就開始做治療，才能避免症狀加重，甚至危及生命呢？

注意！魔鬼藏在細節裡

有些人常會不自覺的深呼吸，覺得胸悶、胸痛，意識到脈搏或心臟強烈地跳動，這些症狀都屬於心血管疾病的前兆。但是，在經過心電圖、X光檢查與肺部檢查，都顯示正常之後，醫師會告訴你，這些症狀是因為自律神經失調、焦慮、身心症所造成。

既然醫師的診斷如此確定，為什麼依照心臟科醫師診斷所做的治療，還是無法改善症狀呢？這時只有兩種可能：一，診斷是錯誤的；二，依照這個正確診斷所做的治療是錯誤的。而身為患者的你，也只能做兩件事情：一，換個醫師（找對醫師）；二，請別的醫師開其他藥方（用對藥）。

心臟病絕非毫無徵兆。例如，上述的症狀，還有短暫的喪失記憶、非心因性陽萎等，大多數人都不會將之與心臟病或動脈硬化症聯想在一起，可是它們確實是心臟所發出的警訊。還有一些人是以腳後跟疼痛、膝蓋疼痛、無力、坐骨神經痛……等狀況來呈現，很多人都是在經過骨科長期治療無效之後，才被心臟科發現是心血管疾病。

心臟病或心肌梗塞，可能是物理上的栓塞、凝塊、血管硬化所引起，導致切斷心臟輸送血液的路線；也有可能是冠狀動脈的痙攣所引起，導致瞬間血液阻塞，無法讓血液正常地運送氧氣，使心臟肌肉因缺氧而受傷，最終演變成心臟肌肉壞死而失去功能。心絞痛最後也可能會變成心肌梗塞，發病的原因可能是原本就存在的部分血管阻塞，加上動脈痙攣所致。

有些人長年習慣運動健身，使血中含氧量提高，也會讓他們的臨床症狀不明顯，而疏忽身體的警訊，發生猝死。類似的情況尤以運動員居多。

2008年2月，《基層醫學雜誌》第23卷第2期報導，高中生有90%的猝死事件發生於運動訓練或比賽中，原因以心因性猝死為主。而大於三十五歲的成年運動員，最常見的是冠狀動脈疾病發作；小於三十五歲的年輕運動員，猝死原因則以肥厚性心肌病變最高。

另一項發現是，運動員的心電圖檢查異常比例約達40%，遠高於同年齡的非運動員。過去普遍認為運動有益健康，所以早期運動員的心電圖異常，通常被視為一種可恢復的良性變化，不過有越來越多研究持相反的看法。

許多追蹤研究發現，運動訓練造成的心電圖異常，在訓練停止後仍無法恢復。運動造成的心臟結構變化，可能會增加心律不整的機率，導致心因性猝死的危險性增高。而男性運動員猝死的比例是女性運動員的九倍。馬拉松等耐力訓練選手的心電圖異常的比例，更是高於舉重等肌力性運動選手。

小心情緒障礙會釀成大病

每個人的情緒變化都不相同，有些人擁有很強的情緒基因，外界只要輕微刺激，他的情緒便會爆發；也有可能情緒基因比較弱，雖不容易因被刺激而爆發，但若是血管嚴重不暢通，造成血流量不足時，他的情緒起伏也會造成疾病。

換句話說，一個憂鬱症基因比較強的患者，假設他的血液循環良好，可以讓他的腦細胞發揮功能，維持在正常的狀態，就不會發病。而憂鬱症基因沒那麼強的人，如果他的腦部血管循環不良的話，還是會發病。因此，腦部血管循環不良造成情緒障礙的比例，有可能大過於情緒障礙基因。當然，重度基因遺傳絕非單一療法可以治癒。

眾所周知，情緒管理是目前臺灣非常重要的問題。新聞經常報導，情侶間為了感情糾紛而狠心殺害對方，動輒砍上數十刀，顯見現代人的情緒管理能力欠佳，非常不穩定。

過動兒也普遍存在於兒童到青少年間。從孩童期的情緒管理，便令人擔憂不已，幼稚園、小學經常發生小朋友使用鉛筆或利器傷害對方；中學生的霸凌事件也是層出不窮，被學校掩蓋住的更不知有多少。

在學理來說，情緒是一時單一事件的心理反應，人格則是長期一連串情緒的累積表現，而精神異常是情緒和人格異常長期累積的結果。目前無論是制度面或醫療面，整體來說，被診斷或發現為精神異常的患者，大多未能接受完整而良好的照護。一方面，或許是因為診斷的依據不同；另一方面，更因為家屬的態度多為保守隱晦，造成社會更多的不定時炸彈。

以西醫來說，因為精神科患者會造成家庭混亂與家人的困擾，因此醫師在使用藥物治療時，原則上寧可過量也不可不足，導致患者經常呈現呆滯狀況，造成患者難以與人溝通，且無法融入社會。雖然有各類型的中途之家協助患者適應社會，但與正常人仍有一段很大的差距。

依據我在臨床上的觀察與經驗，**建議運用中醫理論，合併使用中藥，可以減少西藥用量以及西藥可能產生的副作用**。「滋腎陰以平心火」是中醫理論用於精神科患者最基本的治則，可用於解決「心腎不交、水火不濟」的問題；如果能夠配合花精療法調整情緒，從根本改變患者的異常人格（花精療法可以追溯患者發病時的情緒變化，從而扭轉患者的負面人生觀）。如此的**行為異常三合一療法——中醫、西醫與花精療法，將有助於改善患者的精神疾病症狀**。

目前臺灣不僅憂鬱症患者不斷增加，更要注意的是，躁鬱症患者（已更名為Bipolar disorder 或Bipolar psychosis）增加得更為快速。由於躁鬱症發作時，受傷害的往往是不相關的第三者，其治療與預防是現今社會最急迫的議題。

這些年來，我在治療精神疾病時，把這些病症統稱為「情緒與人格障礙」。任何一個人，即使有嚴重的基因遺傳，也不可能由正常人馬上轉變為精神異常，所以疾病的形成必定有幾段轉折過程：情緒異常→經常性的情緒異常→人格改變→人格異常→精神疾病。

每個家庭對精神科患者的感受與容忍度各有不同，所以個案大都是因家人無法忍受而送醫的，他們有可能是上述階段的其中一種，處置方法也各不相同。當然，越早治療效果越好。

我在臨床上看過許多精神科患者在接受治療後，家人未盡滿意的案例。經過詳細檢查與藥物診斷學的比對，發現有些患者是免疫功能失調所造成的，如果加用低劑量的類固醇，有時可能會看到神奇的療效。

依據三軍總醫院研究指出，當腦中血流不足，細胞含氧量不夠，便容易暴怒，嚴重情緒失調會合併過動症、反叛、憂鬱症、躁鬱症；這與我臨床經驗的發現不謀而合。也就是說，如果能透過治療來增加腦動脈血流量，便可以改善上述的疾病與症狀。**事實上，很多患者在接受螯合療法後，難以入睡及其他睡眠困擾的問題，以及情緒起伏不定都得到改善，也證明了老祖宗「心主血脈」、「心主神志」的理論是正確的。**

那麼，躁鬱症與憂鬱症，又有何不同呢？若以自殺模式來做區別，憂鬱症患者的自殺行為是屬於悶不吭聲、低調、死意堅決的，而躁鬱症患者對於死亡的意念不同，通常會爬上高樓揚言要自殺，虛張聲勢、吵鬧許久。一般而言，躁鬱症的人格特質是敏感而聰明的，如果不是每個腦細胞都很敏感，怎麼會「躁」呢？所以，這樣的患者如果控制得宜，是很聰明且很會唸書的。

對於精神科患者的治療，我認為就像放風箏，力量拿捏很重要。所謂力量的拿捏，即是精確掌握用藥的種類與劑量。有些醫師為了怕風箏飛走，使用過度的藥物劑量控制，久而久之，患者的表情、聲音都產生呆滯現象，這時患者自然與社會隔離了，其他人看到他也會覺得害怕。**如果醫師能夠精確用藥，像放風箏時適當使力一樣，那麼風箏既不會飛走也不會掉下來，患者就能夠接近正常人，重新回到社會。**

治療癌症應整合更多不同療法

國內外有很多臨床經驗告訴我們，癌症與長年累積的情緒障礙有關，尤以憤怒、怨恨為主要原因。癌症的治療有其急迫性，我絕對不主張拿另類醫學來做為癌症的第一線治療方法。這並非否定另類醫學的價值，也不是認為主流醫學一定是對的。

目前，**臺灣有醫師完全否定主流醫學治療癌症的方法，堅持只以自然醫學方法來治療不同類型與期別的癌症患者，我則主張不同患者、不同癌症，應該要有整合與選擇不同醫療方法的彈性**。當然，治療良性腫瘤比較沒有急迫性，患者不妨嘗試不同的醫療方式。例如，有些子宮肌瘤患者可以使用花精療法，來剝除以往不恰當的人格情緒問題，而使子宮肌瘤變小，改善生活品質。

個案分享

・花精療法治好雙胞胎的異常行為

案主：雙胞胎姊弟（小學生）

住在高雄的廖媽媽，帶著一對唸小學的雙胞胎姊弟北上求診。因為他們在學校裡行為異常，讓她數度被校方約談，要求她嚴加管教兒女。

找不到問題點的廖媽媽，無助地前來尋求我的協助。我用傅爾電針搭配花精測試組，發現代表姐姐的花朵為Hibiscus（木槿，代表缺乏溫暖），代表弟弟的花朵為Violet（紫羅蘭，代表希望有一天出人頭地）。於是，與母親溝通探究其因，原來是孩子們的爺爺奶奶非常重男輕女，因此，在姐姐的成長過程中，責難總是多過稱讚，使得她渴望投入溫暖的懷抱；而從小備受寵愛的弟弟，早已習慣成為眾人的目光焦點，且愛出風頭、居於領導地位的個性表露無疑，卻僅因「兩分鐘之差而成為弟弟」，感覺屈居下風，所以非常希望能出人頭地。

找出姐弟倆的癥結之後，輔以花精治療與開導。幾週後，廖媽媽便反應孩子們的情緒已趨於平穩，校方也不再抱怨，證明花精療法在臨床上確實有顯著療效。

・不必開刀也能治好子宮肌瘤

案主：張小姐（四十二歲）

張小姐的子宮肌瘤有7公分大，已經壓迫到膀胱，造成頻尿及腰酸症狀。醫師建議張小姐動手術切除肌瘤，但她對開刀心懷恐懼，希望可以找到其他的治療方法。

在我替張小姐做過花精測試後，發現代表她的花朵為Chamomile（洋甘菊，代表不會釋放情緒壓力）及Shooting Star（流星，代表沒有家的歸屬感，有非常深的疏離感）。

雖然我和張小姐因醫病診療見過幾次面，但通常只針對疾病和症狀討論而已，她對於我竟然能利用花精療法，精準剖析她的個性與心情，感到驚訝不已。經過幾次花精療法的療程之後，張小姐壓抑的情緒得以抒發，人際關係的互動往來也密切起來。她自覺頻尿與腰酸似乎好轉許多，便再前往醫院做超音波檢查。很高興聽到她說：「我的肌瘤只剩2.5公分，醫師說可以再觀察看看，不用急著開刀了。」

不過，形成子宮肌瘤的原因很多，並非每位子宮肌瘤患者使用花精療法，都能得到肌瘤變小，甚至完全消失的效果，而是情緒改變成正向後，身體也必會朝正向改變。

2 自癒力是健康的關鍵

當人體有任何一個器官受傷時，體內各組織器官的幹細胞就會動員起來，幫助受傷的器官做修復動作。此時，我們需要的是足夠且比例正確的維他命、胺基酸、礦物質、微量元素與抗氧化劑等，所以人體要經常維持比例恰當且大量的營養素，以便隨時讓幹細胞做組織與器官修復的工作。

要讓身體維持健康狀態，必須具有下列幾個條件：

1.血液循環需良好。
2.營養補充需足夠。
3.生化反應所需的酵素要供應充足。
4.荷爾蒙促進生長的能力要能發揮。

提升人體免疫力的維他命療法

因為臺灣地區日照充足，有人認為只要接受足夠的日照，臺灣人是不缺乏維他命D3的，這是一個錯誤的觀念。陽光可以幫助維他命D2的吸收，並幫助它轉化為基本型的維他命D3；但基本型的維他命D3需要經過腎臟或肝臟代謝，才會轉化成直接作用在標的器官的維他命D3。

維他命D3最主要的功能是把鈣帶到身體最需要的地方，而人體最需要鈣的地方是骨髓。但維他命D3只是這麼簡單的一種物質嗎？蒐集了近十年來的醫學研究報告（“Vitamin D and extraskeletal health Author: Roger bouillon, MD, PhD, FRCP”, 2012），指出**維他命D3的功能有：改善肌肉無力，降低因肌肉無力所造成的摔傷機率；有助於癌症、心血管疾病、高血壓、糖尿病、精神科疾病、腦部發育和退化性疾病的預防及輔助治療；可改善人體免疫功能；有助於降低死亡率**。研究中指出，某些地區因血中的維他命D3濃度低，與人口的高死亡率及慢性腎衰竭呈現正相關，在補充維他命D3後已獲得改善。

2001年6月，三軍總醫院的研究證實，維他命D3可以幫助腦細胞活化；他們為中風的老鼠注射維他命D3，結果有注射的老鼠之腦缺血體積，比沒注射的老鼠少了一半。2001年12月，美國有一篇醫學論文（by Ashton F.Embry）發表，認為維他命D3可以預防與壓抑多種自體免疫疾病，諸如：類風濕性關節炎、紅斑性狼瘡、自體免疫性腦脊髓炎、第一型糖尿病……等。

最近我和高雄榮民總醫院的幾位醫師共同發表了一篇文章，闡述缺乏維他命D3與心血管疾病的關係。（"Relationship between vitamin D deficiency and cardiovascular disease", *World J Cardiol* 5[9]:337-346.）

在臨床上，我發現維他命D3在體內的鈣平衡上扮演關鍵角色。維他命D3不足會造成骨質疏鬆或抽筋，常見的臨床症狀如經常性抽筋、夜間磨牙、習慣性眨眼，以及睡覺的時候，身軀或手腳抽動、抖動，好像要掉到床底下的感覺，有時好像被嚇到一樣……等，均可由補充維他命D3來改善症狀。

此外，因為缺乏維他命D3而造成鈣在體內分布的位置不對，也會導致疾病，例如，鈣沉積在血管壁會造成動脈硬化；鈣沉積在水晶體會造成白內障。**骨髓是製造各類型血球最重要的地方，而維他命D3可以把鈣帶到骨髓中，除了能改善骨質疏鬆，也有助於改善各種血液疾病。如果使用得當，長者們的牙齒和骨骼都能更加健康。**

例如，我父親因長年補充維他命D3，在八十八歲植牙時都不需要補骨粉。再舉一個例子，有位朋友因車禍造成小腿脛骨及腓骨骨折，手術後每日給予十二顆0.25微克的維他命D3，兩週後，疼痛與水腫明顯消失，卻因未再來診所取藥，一個月後疼痛與水腫復現；直到再度服用維他命D3，兩天後，疼痛與水腫明顯消失。此時，他才深信維他命D3對其骨折術後恢復確實有重大意義。

臨床上，我也曾看過一個孕婦，在懷孕八個月時全身皮膚潰爛、奇癢無比，婦產科醫師告訴患者，此為胎毒，無法治療，生產後即可痊癒。但我的研判為懷孕末期胎兒在搶母體的鈣、鎂和維他命D3所導致，便開立每天服用二十顆0.25微克的維他命D3的處方，兩週後皮膚就完全恢復健康。這是因為維他命D3可以把足夠的鈣、鎂同時供應給母親與胎兒，既可幫助胎兒骨骼發育、提升免疫功能，也可讓母親得到血中電解質的鈣、鎂平衡。

自體免疫功能異常，如同沒有紀律的部隊

當身體免疫系統對敵我辨識能力喪失時，就是免疫系統疾病發作的開始。在正常狀態下，有外來的病毒或細菌入侵人體時，

免疫系統會開始反應，實行殲滅外物的工作，並修補被破壞的組織。發炎則是這場戰役過程的現象，例如被蚊蟲叮了，皮膚會出現紅、腫、熱、痛等狀況；同樣的，免疫戰役也會在體內發生，我們看不到，但感覺得到，如身體出現發燒症狀。

自體免疫功能異常可能牽涉到心、肺、腎、神經、骨骼關節及肌肉等任何器官，常見疾病為紅斑性狼瘡、類風濕性關節炎、僵直性脊椎炎、乾癬、硬皮病、多發性肌炎與皮肌炎、多發性硬化症、血管炎、雷諾氏症候群、乾燥症、乾癬性關節炎等，常需用到免疫抑制劑或免疫調節劑。

免疫風濕科的主要用藥如下：

- **類固醇：**是治療過敏、免疫風濕疾病最常用的藥物，其副作用包括月亮臉、水牛肩、腹部增胖、骨質疏鬆、影響肝腎功能等。醫師使用時，如選對類固醇的種類及使用時間與劑量，會有神奇效果，可將副作用減輕到最低，甚至沒有副作用，應讓患者瞭解使用的必要性與重要性。千萬不要因為太多的負面報導，讓患者因過慮而不當停藥，反而使疾病失控，甚至造成無法挽回的傷害。
- **NSAID 非類固醇類止痛藥：**有助於消炎、退燒、止痛，經常會影響胃部或肝腎功能，長期使用時，醫師會定期追蹤肝腎功能。如有嚴重胃痛或黑便情況，建議做胃鏡評估是否有消化性潰瘍。但是我不認為疼痛時只用止痛藥是個好的治療方法，最多在控制疾病發作的初期做為輔助，待疾病得到控制，疼痛減輕到可以忍受的程度後，則應盡量避免使用止痛藥。

中醫對免疫功能疾病的觀點與療法

中醫認為「腎主先天氣」，「脾主後天氣」。而免疫功能失調可分為「先天不良」或「後天失調」，先天不良部分如基因遺傳、受精卵、胎兒基因突變等；而後天失調部分如營養缺乏、不良食品的誤食、節氣寒熱的傷害等。不過，自體免疫功能疾病多為先天基因不良所造成的疾病。

無論是過敏反應或自體免疫功能失調，中醫認為其發病原因與治療原則大致相同，即是「滋腎陰，平心火」、「袪脾濕，養肺金」，「金水相生」為治療免疫疾病的基本原則，從古至今均以燕窩為保養聖品。

3 過敏是現代人的通病

由於倡導並從事另類醫學的緣故，我對生機飲食略有研究，因此很多朋友常會問我：「吃什麼東西好？」、「吃有機食物如何？」通常我的建議是：**慎選有機食物是對的，但挑選不過敏的食物更重要。**

所謂「過敏」，簡言之是指對身體不適合的一切物質，食物也是其中一項。過敏反應不只有吃了會發癢、打噴嚏，還有胸悶、胸痛、腸胃不適、疲倦、口乾舌燥、咳嗽等症狀。像美國最常見的中國餐館症候群（Chinese Food Syndrome），是由於中式餐廳使用大量味精所造成的過敏症狀。有時症狀極為輕微，那是因為身體長期服用過敏食物造成嚴重的過敏反應，身體已經「習慣」了過敏反應，此時即使再多吃一些過敏食物，也不會有更多的過敏反應發生，因為已「習以為常」地把病態當成常態。

有一種自我測試過敏食物的方法：當你懷疑自己對某種食物過敏時，三個月內禁止食用這種食物，待三個月後再食用，就可觀察是否有過敏反應。

用蹺蹺板原理來解釋過敏反應，就比較容易理解。嚴重過敏反應時，吃同樣的過敏食物，反應不再劇烈；就好像蹺蹺板有一邊放很重的物品，會傾斜一邊，此時在重的那邊增加重量，蹺蹺板仍舊傾向同一邊。當遠離過敏食物，身體沒有過敏反應時，再吃過敏食物，很快就會出現過敏反應；就好像蹺蹺板兩邊都沒有放東西，是平衡的，此時在任何一邊加上任何重量，都會導致蹺蹺板傾斜。因此，只要長期沒食用致敏食物，身體自然會漸漸恢復「乾淨」，此時警覺性佳的身體即可分辨出自己會對何種食物產生過敏。

You are what you eat，人如其食

事實上，過敏反應並不是傷害身體的反應，而是維護身體健康的自衛機轉，因為當我們知道這種食物會引起過敏反應時，下次就會避免食用；而當我們避免食用致敏食物時，身體自然就健康了。

在我們長期食用的各種食品中，添加了許多化學物、農藥……等，這些都是容易導致過敏的毒物，會使得身體的敏感度逐漸鈍化，失去了對環境中所有物質的警覺性，以至於無法分辨何種為不適合或過敏食物。**尤其是那些病識感不佳的人，更會忽略保護自身安全的過敏反應，但這並不代表過敏就不存在，有時可能是因為食用量少，才沒有引起強烈的過敏反應，而讓人忽略它。因此，即使某種食物是有機栽培的，若它是你的致敏食物，對你同樣有害無益。**

過敏源的篩選，不只是空氣中的塵蟎或花粉等；篩選食物對於預防過敏症狀有很大的功效。我有位茹素的患者，長期食用有機栽培的蔬菜，卻一直受便祕所苦，經過傅爾電針檢測，選取出

他不會過敏的蔬菜後，便祕狀況即不藥而癒。

當我們使用傅爾電針篩選過敏食物時，還發現一個很特殊的現象：讓某人過敏的食物，往往也是他最喜愛的食物。也就是說，同一種食物經常在長期的刺激後造成過敏反應。因此，**飲食最好要有「輪替性」，而且要均衡地攝取各種食物**。就算你今天選擇了不會致敏的食物，若經常食用，仍然會讓身體產生過敏現象。

另外，要選擇當季食物，諸如夏天吃西瓜，冬天吃蘿蔔、橘子……等。由於當季食物符合節氣，價格便宜，農人使用農藥或其他添加物的量自然變少，甚至可以不用，往往是平衡人體、增進健康最有效的食物。

為何我會越保養越毀容？

二十三歲、從事美容業的張小姐，臉上長滿了青春痘和膿瘡，讓她感到相當痛苦，這個棘手問題已經足足困擾她三年，看遍了中、西醫仍找不到治癒的方法。當她滿臉憂愁地來向我求診時，我要張小姐把她使用的化粧品和保養品全部帶過來，使用傅爾電針測試後，果然發現全都是不適合她的產品。

事實上，進口美容產品未必適合國人。由於歐美氣候乾燥，美容保養品普遍含油量較多，臺灣屬於溼熱性氣候，自然不適合塗抹油性較多的保養品，何況其中有些成分，消費者難以取得真實的資訊。因為青春痘大多是人體對保養品、化妝品的過敏反應，所以我建議她，最好立刻全面停用這些保養品，並且盡快從市面上找到適合的保養品及洗面乳。另一方面，傅爾電針還測出她需要補充維他命A、C、D、E。

在經過雙管齊下，內服外敷的治療後，重新改造了張小姐的健康與膚質。她臉上的青春痘和膿瘡慢慢消退無蹤，也因為治療得比較早，沒有留下痘疤，終於還給她一張白淨的臉龐。

臨床上發現，維他命A、C、D、E與礦物質的補充，對於「戰痘」有很好的效果，不但可減緩急性青春痘的症狀，還可改善黑色素沉澱及減少疤痕的形成，甚至還有美白效果。不過，因為每個人的體質不同，即使是應用在美容上的維他命與礦物質，仍需經過醫師的診斷，才可正確使用它們的種類與劑量。

重金屬慢性中毒對於人體的傷害

當有毒重金屬無法完全排出體外時，將對人體細胞造成慢性傷害，其中最大的傷害是造成動脈內壁的內皮細胞受損。同時，又因環境和健康因素，使得動脈內皮細胞的前驅細胞（即內皮細胞的幹細胞）繁殖不夠，不足以快速修復動脈內壁的受損部分，導致血管內的血小板、膽固醇、三酸甘油脂、尿酸……等物質，附著到動脈內壁，造成動脈硬化與血液循環的障礙。

有毒重金屬對於人體的傷害，會依個人基因遺傳的家族病史、疾病種類，以及生活、飲食、運動習慣的差異而有所不同。但具有以下情況者，必須特別謹慎防範。

1. 心血管疾病、高血壓、控制不良的糖尿病、自體免疫功能異常等患者。
2. 活在重金屬嚴重污染環境中的人。

3. 因遺傳基因影響而體質孱弱者；有嚴重家族遺傳病史者，無論何種疾病，因重金屬的傷害會造成生化反應的異常，將提高遺傳疾病發生的機會。
4. 自覺老化速度太快的人。
5. 經常容易疲勞卻檢查不出疾病，或症狀尚未嚴重，但經過治療未能符合預期療效者。

使用EDTA施作螯合療法，是我十多年前罹患心肌梗塞後，希望自己短期內不再復發而做的研究。我以自己的身體做為實驗對象，幾年來，看到自己的體能不斷進步，更加肯定自己的確沒有走錯路。我相信，**就算有毒重金屬不是造成疾病的直接原因，也必然是加重疾病的重要因素**。

血管硬化的因素很多，但基本成因是動脈內皮細胞受損，而血中血小板、膽固醇、三酸甘油脂……等，附著在受損處而造成血管硬化。所以，血管硬化的主因是內皮細胞受損，而非血小板、膽固醇、三酸甘油脂等數值過高，治療時主要是增加動脈血管內皮細胞的前趨細胞數量，以修復內皮細胞。我們和醫學中心及國立醫學大學合作做了為期近兩年的臨床研究試驗，結果証實「螯合療法合併幹細胞理論療法」為一種有效的治療方法。

螯合療法最主要的功能是排除體內的有毒重金屬，可以增加動脈血管內皮細胞之前驅細胞的質與量，加快血管內皮受損時的修復速度，減少動脈血管的阻塞，拓寬動脈血管內徑的寬度，讓血流速度與流量暢快無阻，人體各器官的功能自然會陸續恢復正常運轉機制，免疫系統也可以得到改善。

很多人在我的前作《你不可不知的另類健康法》出版後，批評我太強調「心」、「心主血脈」的重要性，但三年後非常高興楊定一先生出版《真原醫》的第185頁中，明確敘述「心臟的磁場強度為腦的四千倍，高斯儀在人體三公尺外仍能測得心臟的磁場」，更加肯定我的臨床觀察與經驗，讓我有「水落石出」的感覺。

靜脈注射EDTA可以螯合掉體內的有害重金屬離子，並經過尿液排出體外。在我們的螯合療法合併幹細胞理論療法中，可在暢通血管的同時，補充身體器官組織修復所需的各種營養素，包括維他命、胺基酸、礦物質、抗氧化物質等。

不過，**進行螯合療法的過程與結果，會因個人遺傳、工作壓力、後天環境、健康保養認知、生活飲食習慣等情況而有所差異，需要的治療次數和頻率因人而異，變數極大，所以執行的醫師一定要具有豐富的臨床經驗，才能做出最好的處置。**

一個療程所需要的次數，與每次治療的間隔時間，端視臨床症狀的嚴重程度、患者的進步狀況，以及因為治療而引出的好轉反應來做評估。不過，兩次治療相隔過久，或兩個療程距離時間太長時，其病症有可能重新出現，也會造成患者對前次治療有前功盡棄的感覺，但這是很大的錯誤認知。因為任何一次治療都具有它的意義，就好像每一次清理廚房，總會讓廚房乾淨一些。不過，在施作療程的過程中，患者與醫師雙方都應持續評估臨床症狀的恢復情形，以及有無恢復至患者所期望的狀況，再決定是否有必要繼續進行螯合療法，以維持身體的最佳狀態。

多年來，我們一直致力於螯合療法在臺灣的合法化與再教育，尤其重要的是，要建置與推廣一套適合東方人體質的螯合療法。這段期間，我們向衛生署申請藥品許可證，製造合法的藥物，並且成立中華螯合療法醫學會從事教育推廣，並與醫學中心合作進行非常嚴謹的醫學研究。

只要在合格醫師使用正確劑量的情況下，使用Calcium Disodium EDTA，螯合療法幾乎沒有副作用，也沒有因為螯合療法而受到傷害或致死的病歷。但使用Disodium EDTA就有致死案例，目前臺灣做螯合療法的醫師，很多使用走私的不明藥品，大多是Disodium EDTA，令人惋惜，讀者不可不慎。此外，有藥廠號稱他們開發的口服產品中，含有螯合療法的成分與療效；不過，螯合療法使用的EDTA無法從消化道吸收，最多只能讓消化道內微量的重金屬隨著糞便排出，若要實質改善血管硬化的問題，只能透過靜脈注射，隨著血液循環進行血管清道夫的工作。

4 善用另類醫學輔助治療癌症

罹患癌症時，一定要做化療嗎？雖然有醫師提倡癌症患者不必進行化療，但我通常會建議，除非痛苦到你本人及家人都認為「死亡」或許是更好的一條路，否則請聽從腫瘤科醫師的判斷並接受化療。不過，若是**能正確的配合另類醫學療法，就可減輕化療的副作用，為化療患者減輕許多痛苦及不適，或許可以增加治癒的機會。**

另類療法強調人體本身的自癒能力及免疫功能，著重人體身心整體健康及增加抵抗力，醫師的角色在於恢復這些與生俱來的能力。在一般的醫療系統中，將人體視為一個戰場，使用的是攻擊性與壓抑性的醫療方法，攻擊性部分如使用抗生素、類固醇或化療等，壓抑性部分如止痛藥、降血壓、降血糖藥等。而癌細胞侵略人體，腫瘤是敵人，因此必須不惜代價的消滅它。

但在另類療法的觀點中，認為疾病是身體所傳達的警訊，為啟動體內自我療癒能力的機會。很多疾病都已被證實與自己的潛意識、過去或現在的情緒傷害有極密切的關係；疾病的療癒也與個人生活經驗有很大的關係。人們在面對疾病的過程中，可能找到更新的生命意義，也更加明白人生中什麼事情對自己最為重要。學習接納生命的不公平，讓愛與寬容洋溢心中，必可減低罹病的機會。

歐洲的德國、英國與瑞士等國家，都將「鼓勵自我表達」當作癌症治療方法之一；這些國家的另類醫療中心，每天的活動包括音樂、美術、韻律舞，並食用有機新鮮蔬果及全穀類，同時配合各種另類療法。當患者能自如地表達自己的感情與才能時，就能激發自我療癒的潛能。

以下介紹各種另類醫學療法，期望對癌症患者有所幫助：

・螯合療法

可以幫助癌症患者清除身上的重金屬污染，改善血管硬化、阻塞……等問題，協助恢復器官功能，臨床上很多控制不良的自體免疫疾病，在使用螯合療法及營養補充後，短時間內即得到很好的療效，並提升免疫能力。

・維他命療法

補充癌症患者身體所需要的維他命、礦物質、胺基酸……等，幫助患者有充分的營養可修復受損的組織與器官。

・醫學芳香療法

以傅爾電針選擇適合患者的精油，調配複方精油，以冷噴方式，讓患者經過呼吸系統吸入適合的精油香味，並藉由經絡運行改善五臟六腑的功能，提升體力。另外，以精油推拿按摩癌症患者的經絡穴道，也有明顯止痛與改善體能的功效。

・針灸與磁療

針灸已被世界衛生組織印證確實有止痛效果，並可以恢復器官功能。若要避免針灸的疼痛或暈針情況，可以磁療取代針灸，不僅具有同樣的療效，也能提高醫療的舒適性。在臨床上，負磁還可以改善各個器官的功能。

磁療的施作方式簡單易行，只需用紙膠把磁石的負極貼在穴道點上即可。

・花精療法

有助於癌症患者穩定情緒及改善精神狀況；幫助癌症患者瞭解自己的負面情緒，並將之轉化為正面思考，提高心理能量去面對生命的挑戰。尤其在化療後情緒極度低落的患者，可用花精療法合併醫學芳香療法治療，成效頗佳。

・順勢療法

這是以化學角度做為治療基礎的現代醫學完全無法想像的治療方式，但在另類醫學的臨床上，順勢（同類）療法確實對癌症的治療有其神奇的效果。

癌症患者可採用罹病部位的器官Sarcode（正波），及尋找可能造成疾病原因的細菌、病毒、化學物、重金屬……等的Nosode（負波），以口服或注射的方式，達到幫助疾病復原及減輕症狀的效果。

有些臺灣廠商以進口食品的方式來銷售順勢療法製劑，但多未受完整訓練，容易有誇大療效的情況，消費者務必多加注意。

・生機飲食

許多癌症患者在認為現代西方醫學無法治癒其疾病時，會選擇生機飲食做為輔助療法。在國外，最嚴謹的生機飲食派主張完全生食，溫和派人士則主張半生食；但多數以食物本身所含的營養成分，做為選擇食物種類的取捨標準。以我長年的臨床實務經驗，為癌症患者篩選過敏食物，是幫助他恢復健康的首要原則。

・酵素療法

事實上，酵素就是酶（Enzyme），只是「酵素」在臺灣已成為商業化名詞。舉凡動植物的每個細胞內都有數百至數千種酶，掌理數百至數千種生化反應；每一種酶均有其特定的功效，是對某種生化反應的催化劑，如胃有澱粉酶以分解多醣類。因此，酵素的選擇，應以其原料特性可入人體的何種經脈為選取標準。

・低頻治療

不同器官的癌症必須選用不同的頻率與波形，來增強器官的能量，並將身體的雜訊去除。人體是一坨電子雲，每個細胞都是由碳、氫、氧、氮排列組合而成，不同的排列組合形成不同的器官，因此每個器官各有其磁場及頻率。在器官惡性化後，磁場會改變，但不脫其低頻的特質，因此我們採用低頻療法輸入人體，就可以強化各個器官的功能。

・能量轉換療法

癌症會產生毒性物質，因此以患者的尿液為能量轉換主體，將潔淨的水製成其尿液的反波水，再讓患者飲用，可以幫助癌症患者平衡惡性細胞在體內所產生的毒素。

Chapter 5
整合另類醫療治療患者經驗分享

1 誤用中藥導致重金屬中毒
2 我的抗癌路找到好幫手
3 治好我的心血管疾病
4 有毒物質造成的職業傷害
5 過動兒終於變成乖寶寶
6 躁鬱症傾向的患者
7 情緒失調造成的壓力症候群
8 從情緒障礙中走出來
9 疼痛不止的顳顎關節軟骨病變
10 胃痛、失眠與情緒困擾
11 失聲的父親發出聲音了
12 如華陀再世治癒我的疑難病症
13 骨質疏鬆症導致骨折
14 手腳冰冷與情緒障礙
15 飽受黃、白帶困擾十五年
16 腎病症候群的療癒之路
17 樂觀面對類風濕性關節炎
18 整合另類醫療讓我重生

劉醫師 如是說：

切入疾病，只要對症，

治療可以是簡單、快速而有效的。

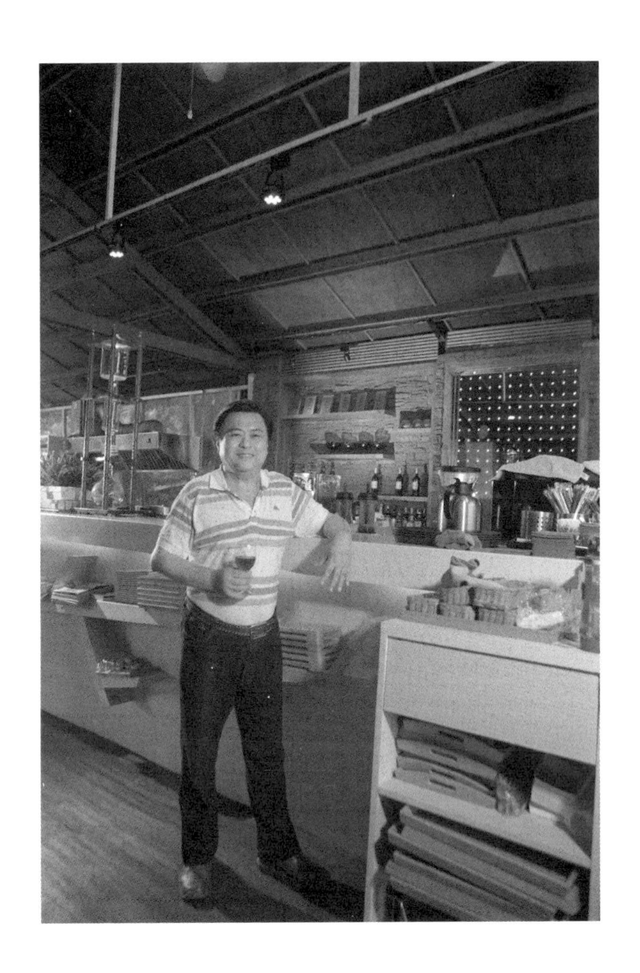

本篇特別邀請十八位接受另類醫學療法治療的患者，來分享他們的治療過程。由於疾病的成因錯綜複雜，五臟六腑會相互影響，每位患者都不是單純的一個器官或單一系統的疾病。

以下所敘述的案例，是以中醫系統的理論分類，依照肝、心、脾、肺、腎的順序來排列，再合併以西方醫學、東方醫學與各種另類醫學的思考模式，做為解釋疾病成因與治療方法的依據，可提供給患者及醫師從多重視角來看待疾病。

文中以引號註明的「肝」、「心」、「脾」、「肺」、「腎」，均屬中醫五行中的整體概念，與西醫的肝臟、心臟、脾臟、肺臟、腎臟有所不同。在此特別說明，敬請讀者不要混淆誤會，以免造成閱讀上的困擾。

1 誤用中藥導致重金屬中毒

案主：莊小姐（四十七歲，公務員，臺北市）

患者因誤用中藥而導致重金屬中毒，傷及「肝」、「心」、「腎」三個器官，引發青光眼、視神經凹陷萎縮、視野缺損，生活相當不便。我們使用傅爾電針與藥物診斷學，選出最適合她的治療方法，調整她的「肝」、「心」、「腎」功能，恢復其自癒能力，病症就逐一改善與消失了。

患者與家屬經驗分享

疾病嚴重影響心情與工作品質

四年前，我在一家大型醫學中心檢查出肝臟長了16公分的血管瘤，經過一段時間的放射線治療後，縮小到8～9公分左右。雖然血管瘤變小，但是做放射線治療後，明顯感覺到自己的身體情況變差，總共瘦了4公斤左右。

兩年前做健檢時，發現我的眼睛有青光眼的前期症狀，視神經凹陷、視野缺損、有黑點。糟糕的是，我的工作需要從早到晚使用電腦，但這段期間因為視線不良，一到下午便完全無法工作，嚴重影響到心情與工作品質，也造成極大的生活困擾。每天下班回到家後，只能做一件事，就是讓眼睛完全休息，不能再看任何東西。朋友知道我的情況，便介紹一家極昂貴的自費中醫診所，吃了半年的中藥湯劑，眼睛狀況確實有慢慢改善，下午也可以工作，但是晚上回家就要馬上休息。

做中藥重金屬含量的檢測

服用中藥的半年期間，雖然眼睛狀況變好，但是我同時發現下背開始酸痛，而且越來越痛，因此再到醫學中心檢查，醫師說我有血尿症狀。我驚覺不對勁，於是委託在國立大學化學系任職的朋友，做中藥重金屬含量的檢測。檢測結果真是嚇壞我了。朋友說，中藥裡含有大量的重金屬，如鉛、砷、汞……等。我從此不敢再服用這家診所的中藥，但不到兩個月，眼睛又恢復原來的症狀，一到下午就完全無法工作，令我非常痛苦。

我告訴自己，一定要想辦法救自己，於是買了健康方面的書籍，也上網查詢相關資料，在查「排砷」時，發現劉大元醫師寫了一本有關重金屬與疾病的書籍，書名是《你不可不知的另類健康法》，就到書局買了這本書。我看完兩篇的內容後，還是很懷疑劉醫師能否醫治我的病。但我想，總要給自己機會試一試，於是到劉醫師的診所求診。

「肝」、「心」、「腎」都需要治療

就診時，我告訴劉醫師，過去服用的中藥被檢查出含有大量重金屬，我應該是慢性重金屬中毒的患者，非常容易疲倦，每天都累得要死，晚上九、十點一定要上床睡覺。我在半年內感冒三次，每次都有看醫師和服藥，但至少要兩、三週才會好轉，尤其眼睛非常不舒服，已嚴重影響到工作與生活品質，我幾乎是用懇求的方式請劉醫師救救我。

劉醫師讓我閱讀一篇著名的毒物科醫師的採訪報導，他告知國人用大骨熬湯會釋出鉛，因此請大家少吃，以及要謹慎使用吸管、玻璃杯等含重金屬的物品……等。報導中的醫師還說：「疲倦、皮膚差、睡眠不好、身體虛弱」等非特異性症狀，並非真正的疾病。劉醫師問我，是否有前述的所有症狀，我告訴他：「我都有。」

我對這篇報導不以為然，站在患者的立場，主流醫學檢查不出來，並不表示我沒有病，或許主流醫學無法醫治我這種「自我感覺很差，真的非常容易疲倦的患者」。但是，不斷的感冒，不正代表我的免疫功能慢慢變差嗎？我很清楚，如果再不主動尋求醫師治療，或許等到年紀漸長，會有更嚴重的疾病發生。

劉醫師幫我做完檢查後，他說：「妳的『肝』、『心』、『腎』都需要治療。」當時我很驚訝，我把全部的注意力都集中在眼睛，沒有注意到心臟與腎臟也都出了問題。我曾到主流醫學中心做過肝臟、腎臟與心臟的檢查，結果都是正常的。這次經驗讓我體會到，等到主流醫學檢查出有毛病時，是否已病入膏肓了呢？

失而復得的健康更珍惜

我只做了兩次的治療，包括中醫、西醫、維他命療法與螯合療法合併使用，我的眼睛就完全恢復到生病前的狀況，下午可以上班，晚上回家還可以看電視、書報和雜誌。失而復得的健康，讓我比以前更珍惜現在的幸福時光。再做四、五次的治療後，血尿全好了；而在七、八次治療後，心臟不舒服的症狀也改善了。

此時，我才想到，以前在睡覺時，曾有幾次突然發作嚴重的心律不整、胸悶，直到快無法呼吸時才驚醒，但因為眼睛非常不舒服，讓我將注意力完全集中在眼睛，而忽略心臟方面的問題。以前不但常感冒，而且一整年都在看牙醫師，牙疼、神經痛、蛀牙等從沒間斷過，看過劉醫師到現在約四個月，已經不需要看牙醫了。

現在，我的體力明顯變好，不再容易感冒。最重要的是，心情也變得愉悅、開朗。過去健康狀況不好時，非常鬱悶，同事若有事請我幫忙，就會覺得非常煩躁，一來是自己的事情都做不完，二來是眼睛的病痛也導致我無法加班。如今身體恢復過來，做事效率提升了，同事做不完的工作，我都會欣然幫忙，職場的氣氛越來越好，連同事也都感染到我的歡樂與自信。

過去我都在醫學中心看病，效果一直不盡理想；而在接受劉醫師的治療後，我非常驚訝另類醫學居然可以展現如此不可思議的療效。對患者而言，我這段治療的歷程，簡直是醫療的奇蹟。

劉醫師診治說明

在這位患者身上，我們很快就瞭解她的問題所在：1.肝臟長了血管瘤。2.有青光眼的前期症狀，視神經凹陷、視野缺損。3.心情鬱悶、非常煩躁。4.心律不整、胸悶。5.血尿。6.牙神經痛、蛀牙。7.經常感冒，且不容易康復，免疫力不佳。

如果是以主流西方醫學診治這位患者，她必須看腸胃科、眼科、心臟科、精神科、腎臟科、牙科、免疫風濕科等七科，相信看完這七科後，每位醫師未必會交代患者要注意處方藥和其他科開立的藥物，是否有交互作用或重複，且患者拿藥後，應該也不知道要怎麼服用才好。

從中醫角度看這位患者的病情，解釋起來就簡單多了，也讓人容易瞭解治療時的切入角度，治病準則也可以精準許多。中醫的五行生剋理論為：「肝開竅於目」，「心主神志」，「心主血脈」，「腎主骨髓」，「腎主先天氣」，「肝屬木，心屬火，腎屬水」，「水生木，木生火，水克火」。而在這位患者身上，一句「腎水不足以榮肝木，腎水不足以平心火」，就可以解釋所有的症狀了。

她的肝臟長血管瘤，表示「肝」與「心」的功能不好。「肝」不好，造成眼睛出問題，也容易脾氣急躁；「心」不好，造成血管瘤與情緒不穩定。血尿則表示「腎」的功能不好；「腎」不好，造成牙齒不好（牙齒屬於骨髓）和免疫功能不佳。既已得知患者的疾病成因，就可以找到治療方法。

重建人體健康的方法，不外乎排除體內毒素、補充足夠營養素、調整各器官之功能，三項都能正確做到，自然能恢復人體的自癒能力。這位患者體內的重金屬含量過高，可先使用螯合療法（排除重金屬）合併幹細胞理論療法（補充足夠營養素）；再參考日本漢方醫學隨證療法，以中醫辨證論治，使用傅爾電針與藥物診斷學，選出最適合她的中藥處方，調整「肝」、「心」、「腎」功能，恢復其自癒能力，症狀就一個個消失與改善了。免疫功能不佳，多屬於「肝腎兩虛」，當「肝」、「腎」的功能改善了，免疫功能也就自然改善了。

2 我的抗癌路找到好幫手

案主：陸先生（三十一歲，經商，臺北市）

腫瘤在中醫而言，就是「氣滯血瘀」，因此「補氣行氣，活血化瘀」的中藥是第一首選；再來，產生腫瘤就代表免疫功能不佳，需要「補腎氣」、「平肝火」。患者在醫學中心接受化療後，有噁心、嘔吐、無力下床……等症狀，我採用磁玉色三合一療法、醫學芳香療法等，幫助患者減輕化療過程中的副作用與痛苦。另類醫學在緩解患者手術與化療後的副作用與痛苦上，很多時候是優於主流醫學的。

患者與家屬經驗分享

從小氣管差，容易感冒

因為家裡長輩抽菸，從小我的氣管就比別人差，每年會感染一至兩次較嚴重的感冒，且不容易痊癒，每次感冒恢復的時間要比同學多出兩倍。不過，上高中後，我開始持續運動，每個週末都會打球，就較少感冒。從念大學、當兵，到出國念語言學校，每年頂多一至兩次感冒，也很容易痊癒。

突然發現右側胸腔有一點腫脹

2006年，我在美國念語言學校時，有一天突然覺得有東西卡在胃部，有脹氣感，吃不下任何食物；後來，我在洗澡時發現右側胸腔有一點腫脹，壓時不覺得痛，但摸起來有一點硬，因此前往醫院做檢查。在門診抽血後，醫師安排三天後做電腦斷層檢查，那時剛好快到聖誕節長假，因此醫師當天下午先去看我的檢查報告，並且馬上打電話告訴我檢查結果。

因為那是一家社區醫院，醫師建議我轉往另一家大醫院再做一次切片檢查，我跟家人商量後，決定在年底返回臺灣，做進一步的檢查與治療。

初次罹患肝臟的惡性腫瘤

我先到臺北一家大型醫院做穿刺切片，檢驗結果確定是肝臟的惡性腫瘤。2007年1月，我在臺北一家醫學中心開刀，兩個肝的左右葉總共切除了近60%，膽也在這次開刀中摘除了。開刀後，我每三個月做一次追蹤檢查，不到一年時間，醫師告訴我，我的肝再生情形已經足夠一個正常人使用。

開刀後，我瘦了將近10公斤，精神和體力都很差，只能少量多餐。下午常不知不覺地坐著睡著了；而晚上睡覺時，經常在半夜醒來，但還可以再次入睡。

2007年8月，我開始運動，體力稍有進步一些；到了2008年1月，身體已恢復許多，但動手術的地方還是會痛，尤其是變換姿勢的時候。2008年年底，我覺得胸前中間偏右處，在吸氣時偶爾會覺得痛，無法正常呼吸，每天會痛一至三次，每次痛一至兩分鐘。我到動手術的醫學中心做每三個月一次的例行檢查時，醫師說我一切正常。

再次發現胸腔壁也有惡性腫瘤

一直到2009年4月，我到醫院做電腦斷層掃描，才發現在肋骨下出現腫瘤；同年5月，做穿刺切片，確定胸腔壁內有惡性腫瘤，並且於6月開刀。醫師在肋骨下、肋膜外取下腫瘤，合併肋骨切掉5公分，附近淋巴結也拿掉一些。

8月，我開始做化療，每一個療程打三劑，每一次均需觀察我的白血球數是否高於3,000以上，再決定是否可以持續打。本來安排在一個月內打完，但第一個療程就因為我的白血球數在打完第一劑後，只剩下八百多，因此未能如期完成。第二個化療療程在九月底開始，第一劑打完後，我就非常不舒服，嘔吐、睡不著覺、全身非常虛弱、完全沒有胃口。

開刀的兩位醫師在手術後都建議我做化療，但我的內心是疑惑的。因為現在的檢查儀器無法看出開刀後身體內是否還有癌細胞；進行化療後，也無法從癌細胞是否減少或被殺死，來瞭解成效。再加上做化療的過程非常痛苦，我在進行兩個療程之後，就終止化療。

開始接受另類整合醫學治療

2009年7月，經父親友人的介紹，我前往劉醫師的診所接受診治。剛到診所時，除了固定服用劉醫師診所的中、西醫師開立的維他命與中、西藥外，我每週施打兩次螯合療法。打完後回到家，就覺得精神和體力變得比較好，大約可維持一至兩天。同時，有打針和沒打針的精神和體力有很大的差別。一年之後，已改為每週施打一次。

在劉醫師診所治療的這一年八個月裡，我所有的例行檢查都沒有問題，唯獨白血球數量起起伏伏，無法達到醫學上的標準範圍（4,000～11,000）。

第一次開刀後，我整整瘦了10公斤，復原的時間很長；第二次開刀後一個月，開始在劉醫師的診所接受治療與照顧，復原的時間較短，且精神和體力有明顯較好。而從2009年11月到2010年7月，我總共在醫學中心照了四次的電腦斷層掃描，醫師都說我的身體狀況良好。2011年2月照出我的甲狀腺有節結，3月安排穿刺檢查，確定並非惡性腫瘤。我的白血球數量則一直在2,000～4,000之間波動，到了2013年5月白血球已超過5000了。

給自己的健康與人生一個好選擇

主流醫學在診治患者與判讀疾病時，總是把患者的狀況當成一種統計數據；從過去的資料庫中對照患者的檢查數據，來做為治療疾病的依據，患者大都無法得到自己想要的明確答案。例如，有一段時間，我明顯覺得胸悶、心悸、上背疼痛，而醫學中心始終查不出原因，醫師只告訴我：「你沒有問題。」我自覺身體症狀很明顯，但醫學中心卻因為檢查不出原因而無法治療。而這樣的問題，在劉醫師的診所就得到相對明確的診斷與治療。

第二次開刀前，醫師說我的腫瘤長在肋骨下，但無法從檢查中確定肺部是否也有腫瘤，開刀後才確定腫瘤長在胸腔壁；同時，因為醫師認為將來也許有骨轉移的可能，便將肋骨切掉5公分。但從患者的立場，實在無法知道肋骨的切除是否為必要，畢竟多少會造成生活上些許的不便。

在劉醫師診所治療的過程中，相對於醫學中心的醫師，劉醫師較能明確的告知我疾病症狀與原因，並可以在治療後獲得改善。經過疾病長時間的鍛鍊後，我已學會覺察自己的身體狀況，如果覺得胸悶、胸痛，即使醫學中心的檢查數據一切正常，我還是會注意自己的生活，微量運動，少去人多的地方，多休息。靜下心，多與自己的身體對話，才能覺察自己的身心狀況如何，畢竟生命與健康都是屬於自己的。到一個整合主流與另類醫學的診所接受診療，對我而言是給自己的健康與人生有另一個選擇的機會。

劉醫師診治說明

我對治療癌症患者的基本態度，就是「不碰」；因為每一種癌症的成因、治療方法和預後都不相同，且患者與家屬的普遍態度是，一旦醫師開始診治患者，都會高度期待能夠「回春」，但我確定自己沒有「妙手」，所以不欲自曝其短。何況，萬一碰到不理性的家屬，患者的病情變化又無法符合期待時，那更是自討苦吃。

本來癌症是屬於醫院內專科所治療的疾病，不是一般小診所應該去碰觸的。但因為這位患者是我學長好友的孩子，所以才勉為其難的想想看有什麼方法可以幫助他。

患者前來就診時，聽完整個病程的敘述，刀也開了，化療也做了，剩下的就是如何重建他的體力與免疫功能。這件事說來簡單，做起來卻不是那麼單純與容易。

第一，我們還是從螯合療法做起，先排除患者體內的重金屬。事實上，很多化療藥物也含有重金屬。接著，再合併使用幹細胞理論療法補充足夠的營養素，如胺基酸、維他命、礦物質及一些抗氧化物質等。以中醫的角度來看，這就是「洩」與「補」同時使用。此外，因為化療藥物在他身上起了一些不良反應，所以我們同時使用低劑量的類固醇來減輕這些反應，他的生活品質也就得到相當的改善。

中醫的原理永遠擺在我的心中。腫瘤在中醫而言，就是「氣滯血瘀」，因此「補氣行氣，活血化瘀」的中藥是第一首選；再來，會產生腫瘤就是免疫功能不佳，最常見的原因就是「肝腎兩虛」，所以要從「補腎氣」、「平肝火」來重建患者的免疫功能。同時，患者一直主述胸悶、心悸、上背痛，而上背痛的位置很明顯是膀胱經的心俞，所以前述三個症狀就是「心」的問題，要從心經、心包經來治療。如此一來，患者的呼吸順暢了，肩頸輕鬆了，上背也不再有緊繃感，生活品質向前邁進一大步，疾病的控制當然也因而得到相當的幫助。

至於**患者在醫學中心接受化療後的噁心、嘔吐、無力下床等症狀，我們採用磁玉色三合一療法和醫學芳香療法等，幫助患者減輕副作用與痛苦。**

主流醫學的醫師們，如果能多瞭解一些另類醫學的領域，不但可以幫助癌症患者緩解治療過程中所產生的不良反應，更可以幫助安寧病房中的癌症患者，在人生的最後一段旅程中得到基本的尊嚴。

3 治好我的心血管疾病

案主：張先生（五十八歲，退伍軍人，澳洲）

他是標準「心腎不交」的患者，有高血壓、心臟缺氧及輕微心室肥大的現象，又合併暈眩、耳鳴、重聽……等症狀。我們使用「滋腎陰，平心火」的藥物，並使用螯合療法合併幹細胞理論療法，改善動脈硬化，再運用傅爾電針與藥物診斷學選出最適合他的降血壓藥物、維他命、礦物質等營養素，讓他的身體修復功能更為完整。

患者與家屬經驗分享

移民澳洲，身體狀況還不錯

我在1997年移民澳洲，因為生活環境清幽，氣候宜人，身體狀況還算不錯。這段期間，只有感冒較嚴重時才會去診所看病。因為出門都開車，幾乎完全沒有運動，加上飲食習慣都偏向肉食與甜食，體重由65公斤直線上升，發胖到91公斤，只知道自己的舒張壓有時會高一些（80～100mmHg），但收縮壓還好，我並未太過在意。

靠消炎止痛藥解決疼痛的問題

健康檢查時，澳洲的醫師檢視血液及超音波檢驗報告後，告訴我，舒張壓與收縮壓間的差距太小，表示心臟血管有問題，於是開立一些降血壓與降膽固醇的藥物給我服用。我只知道自己越來越沒有活力，容易閃到腰，甚至只要爬高取物或稍微提一點重物，就會閃到腰，而且恢復的時間也拖得很長，幾乎都靠消炎止痛藥解決疼痛的問題。

走起路來氣喘如牛

2009年，母親因病住院開刀，我從澳洲返臺探望並幫忙照顧母親，這才驚覺自己走起路來氣喘如牛。即使是平坦道路，別人走五分鐘，我卻需要四十分鐘，三百公尺的平坦道路根本無法一次走完，走兩、三步路就需要找地方坐下來休息，或站著休息到較不喘為止，爬樓梯就更加困難了。到臺灣的醫學中心檢查後，發現自己的血壓偏高，舒張壓與收縮壓間的差距很小（128／98），肌酸酐的指數為1.6，脖子、肩膀僵硬，嚴重胸悶、胸痛，經常落枕，眼白布滿血絲，就像一個心臟衰竭的老人。

人生最正確的決定

因為弟弟認識劉醫師多年，看我健康狀況欠佳，堅持帶我到劉醫師的診所診治，並將我返回澳洲的機票延期三個月。劉醫師除了使用螯合療法為我排除重金屬，同時除了運用維他命療法與幹細胞理論療法，大量補充我身體所需要的營養素外，還以中西醫整合療法對症下藥……等，多管齊下為我治病。不到一個多月時間，若不是自己親身體驗，絕對無法相信竟有如此神奇的效果。

第一次施打螯合療法靜脈注射時，看到自己的血色非常黑；而在施打十次螯合療法合併幹細胞理論療法之後，血色逐漸變成健康的紅色，體重也從91公斤瘦到84公斤。全身浮腫消失了，原本鬆垮、浮腫、暗沉的臉龐恢復緊繃光亮，氣色從又黑又紅變得明亮乾淨；頸項僵硬、嚴重胸悶胸痛，容易閃到腰、落枕，眼白布滿血絲、走路氣喘如牛……等種種毛病都不見了。

每次要去給劉醫師看病時，從捷運站爬樓梯出來，再走數百公尺的路程到診所，對我而言已輕鬆到極點，精神也非常好，完全變了另一個人。到現在又施打了十二次螯合療法合併幹細胞理論療法，我的體重又減輕3公斤。我把機票延期三個月留在臺灣治病，果然是人生最正確的決定。

劉醫師診治說明

張先生是我至交好友的哥哥，因為母親生病，他從澳洲返國探望與照顧母親。我在診所第一次看見他時，著實嚇了一大跳，由他的氣色看起來，臉色又紅又黑、暗沉無光，是屬於標準「心腎不交」的患者。檢查起來，他有高血壓、心臟缺氧及輕微心室肥大的現象，又合併暈眩、耳鳴、重聽……等症狀。

依照中醫理論，「滋腎陰可以平心火」；而已故林杰樑醫師在國際發表的論文中，指出螯合療法可以改善非糖尿病患者的腎功能，國外更有專書*Bypassing Bypass*，指出螯合療法可以改善心血管疾病。所以我們使用「滋腎陰」的藥物和螯合療法，再運用傅爾電針與藥物診斷學，選出最適合張先生服用的降血壓藥物，合併使用一些維他命，讓他的身體修復功能更為完整。

張先生能夠在三個月內陸續瘦了10公斤，是因為腎陰虛導致身體水分的分布不均勻，所以只要用「滋腎陰」的藥物，全身多餘的水分自然就會排出，再加上他有輕微的心室肥大，在改善後也會產生排水現象。當身體多餘的水分排除之後，代謝機能即可自然恢復，也能輕鬆有效地燃燒脂肪，身軀動作也變得靈活多了。

但體重的增減並不是我們治療患者的第一目標，至於身體恢復健康之後，體重的變化是否能讓患者滿意，我們認為這是他們的因緣與福分。我相信張先生除了得到適當的治療外，幫助他最大的是他的開朗個性，以及退休後能適當安排自己的生活方式。「藥治不死病」、「人生看得開」，才是讓人恢復健康快樂的真正良藥。

4 有毒物質造成的職業傷害

案主：陳先生（五十六歲，夾板自營商，新北市）

患者是被環境荷爾蒙傷害的族群之一，出現胸悶、胸痛、心悸與爬樓梯會喘……等疑似心臟病的症狀。雖然檢驗時顯示心臟功能是正常的，但我們仍確定他屬於早期的心血管疾病、心律不整及心室肥大。經過傅爾電針與藥物診斷學，選出適合他的相關治療藥物，同時施作螯合療法合併幹細胞理論療法，所有症狀便逐漸改善了。

患者與家屬經驗分享

常因呼吸中止而驚醒

我很注重身體健康，經常以運動、爬山等方式來保養身體，但每天也有小酌幾杯的習慣。最近，晚上睡覺時，我經常因為無法呼吸而驚醒過來，導致睡眠品質極差。睡在一旁的太太也擔心得夜不成眠，害怕我會在睡夢中一時呼吸不過來而有生命危險，她隨時注意我的狀況，以便能夠馬上叫醒我。

我到醫學中心檢查心臟，看過醫師，也服過藥，但是我在睡眠時會間歇性中止呼吸的問題，仍然沒有獲得改善。經過友人介紹來到劉醫師的診所求診。劉醫師施以傅爾電針檢測後，發現我確實有心臟疾病，會有胸悶、胸痛、心悸，以及爬樓梯會喘……等症狀。

經過幾次服藥後，我的心臟疾病症狀及睡眠呼吸中斷的情況已經有所改善，但身體始終處在低能量的狀態。傅爾電針的標準值在160，如果高於160，表示受測者的身體有發炎狀況，如果低於160，則表示受測者有老化與退化的現象。而我連續三週的身體能量都只有40～60之間，讓家人非常擔心。

夾板釋放毒素傷害身體

當劉醫師詢問我的工作與居家狀況時，我突然想起一件不尋常的事。因為我從事加工木料生意，家中存放許多各式各樣的夾板，會釋放出一種特殊氣味，家人長期居處在這樣的環境中已經習慣了，但別人到家中拜訪作客時，過不了幾分鐘便會覺得受不了，有人會頭暈、頭痛、想吐，有人還會猛打噴嚏或咳嗽。另外，我還提及最近因為身體情況較差，每次喝酒都覺得很不舒服，並且容易醉。

劉醫師一聽，就明白為何我的身體能量始終無法提高的原因了。於是，他要我把家中所販賣的夾板切成約5公分的正方形方塊，塞滿玻璃瓶並加入水，讓夾板中的溶劑能慢慢溶解於水中。一週後，我將這瓶水帶至診所，劉醫師以能量轉換器製作這瓶水的反波，以反波訊息輸入在另一瓶淨水中，囑咐我帶回家，讓全家人慢慢飲用。

身體能量奇蹟似的提高了

另外，劉醫師也以傅爾電針與藥物診斷學，選取適合我服用的心臟疾病之中西藥物，並檢測我經常飲用的酒類，發現我喝的酒並不適合我，便另外幫我檢選出適合我飲用的酒類，讓我可以偶爾小酌，又不會傷害身體。三天後，我重回診所，再度檢測身體能量，奇蹟發生了，我的能量值居然在短短三天內就從60提高到170左右，家人也都鬆了一口氣。

劉醫師診治說明

造成睡眠呼吸中止症候群的原因有許多種，關於上呼吸道狹窄、肥胖等症狀，是否與打鼾、睡眠呼吸中止症候群相關，目前尚無定論。但我在臨床上發現，打鼾與心臟疾病，特別是缺氧性心臟病具有正相關性。我們在治療缺氧性心臟病（包括胸悶、胸痛、心絞痛、心肌梗塞）患者時，發現在臨床症狀改善的同時，患者的打鼾狀況也得到明顯的改善。

即使主流醫學仍在懷疑打鼾與心臟疾病的關連性，但因為心臟病的致命率極高，若發現患者打鼾的頻率極高，聲音很響，寧可先往缺氧性心臟病方向做思考與治療。

事實上，在日常生活或工作環境中，常有一些我們意想不到的隱形殺手，如空氣中的汽油味、甲醛等有機溶劑，以及食物中的重金屬、環境中的高頻等種種因素，都會對人體產生慢性且不可忽視的傷害。

這位患者是加工木料的大盤商，家中堆滿了這些木料。為了避免加工木料遭到蟲蛀，都會使用化學藥劑防腐，而這些化學藥劑將會緩慢而持續的揮發到空氣中，無論時間長短，均會對我們的健康產生重大的負面影響。

每個人對「毒」的敏感程度不同，有些人即使是很低濃度的「毒」，仍會造成他的臨床症狀，諸如：容易疲倦、皮膚差、睡眠不好、身體虛弱……等。此時檢查起來，毒物濃度可能接近正常。主流醫學或許認為這種情況不需要特別治療，但患者的不舒服症狀仍會讓他們感到困擾。在這種情況下，以能量轉換方式所製作的順勢療法製劑做治療，能夠將長期累積在體內的有害物質從體內移除，恢復正常的體能與健康，是最佳的選擇。

因為這位患者已經有胸悶、胸痛、心悸與爬樓梯會喘……等疑似心臟病的症狀，雖然他在主流醫學中心檢查時，心臟功能是正常的，但我們仍確定他屬於早期的心臟病。經過傅爾電針與藥物診斷學選出適合他的心血管疾病治療藥物，同時對他施作螯合療法合併幹細胞理論療法，所有症狀便逐漸改善了。

家屬最先發現的是患者的打鼾次數變少了，即便偶爾發生，聲音也變小了。當然，患者身體能量的指數一直未能提升，絕對是病情好轉過程的最大隱憂。於是，我建議患者把家中的夾板切成約5公分的正方形方塊，塞滿玻璃瓶並加入水，讓夾板中的溶劑能慢慢溶解於水中，一週後再帶到診所。接著，我們運用能量轉換療法，把木材中的不良物質訊號以反波方式轉換到潔淨的水中，給患者及家屬服用。果然幾天之後，患者的能量指數就提升到正常值，同時他也感受到身體與精神狀況都逐漸改善了。

如果您是位牙醫師、油漆工或裝潢師傅、加油站工作人員，

或是長期處於有揮發性物質的環境中，務必要注意這些慢性職業傷害。長此以往，可能會對身體造成永久不可逆的傷害。

5 過動兒終於變成乖寶寶

案主：小飛（五歲，臺北市）

小飛是一個「腎水虛而心火旺」的患者。中醫云「心主神志」，一旦「心火旺」，神志便容易亢奮，因此小飛會有暴力傾向、注意力不集中、睡眠障礙等症狀。我們使用傅爾電針與藥物診斷學，選出低劑量的精神科藥物來控制小飛的暴力傾向，他的注意力也就跟著改善；再合併使用「滋腎陰，平心火」的中藥來穩定這些狀況，小飛的睡眠品質也就跟著改進了。最後再使用花精療法，從根本改善情緒起伏及人格異常，最後改變了小飛的行為模式，重返學校成為一個循規蹈矩的好孩子。

患者與家屬經驗分享

嬰、幼兒期經常哭鬧不停，過動、注意力不集中

小飛出生之後，我便無法好好睡覺。他白天偶爾會睡，但一到晚上就完全無法入眠，活動量大，經常哭鬧不停。身為母親的我被他吵到抓狂，他總是被修理一頓後才哭到累得睡著。可憐的小飛，嬰兒期就在這樣的惡性循環中度過。

小飛一歲半時，我發現他有過動及注意力無法集中的問題，

即使一般小孩最愛看的卡通節目，小飛也無法在電視前待二十分鐘；他的破壞力極強，任何材質的玩具在他手中，不到一個小時就會被破壞殆盡。

從小嚴重鼻過敏，常年用嘴巴呼吸

小飛有嚴重的鼻子過敏問題，經常鼻塞，常年用嘴巴呼吸，平均每三天就要到小兒科報到一次，兩歲時被診斷為鼻竇炎。醫師說，如果鼻子過敏的情況一直無法改善，兩歲半時就必須開刀。對於小飛的身心問題，我充滿強烈的無力感。

我與小飛的爸爸都在上班，收入在支付房租後，只能維持家中的基本開銷。雖然知道孩子最好能進入早期療育系統接受輔導，但在打聽後，發現從評估到處遇，大人需要花費許多時間與心力陪同。由於我與小飛爸爸的親友都不在臺北，因此沒有人可以協助，加上兩人的工作均難請假，因此小飛始終沒有進入早期療育發展遲緩評估與後續輔導系統中。

以傅爾電針檢測病源

小飛兩歲時，經人介紹到劉醫師的診所就醫，劉醫師以傅爾電針檢測發現他有過敏體質（鼻子與皮膚）、急躁、注意力不集中、會攻擊他人、免疫功能不全、手顫動、失眠、聽力不佳等問題。經過中西藥、維他命療法、過敏食物篩選及花精療法等數種治療方法合併使用後，鼻子過敏的問題在一週後就有明顯的改善，黃綠鼻涕不見了，皮膚也不發癢了，也從完全無法入睡，到每晚可以自己入睡，睡眠時間也慢慢拉長。

對症下藥，孩子重獲健康人生

治療一個月後，小飛對任何材質的玩具都可以越玩越久，破壞行為也越來越少。透過花精療法，我更加瞭解小飛的情緒問題，也更加有耐心的照顧與教導他。小飛的行為日漸改善，親子互動也變為良性循環。

目前，小飛在學校已可以集中注意力學習，課業表現優良，與同學互動良好，老師對小飛也多是正面評價。小飛的身體狀況已有明顯改善，偶爾生病時，只要請劉醫師診治，短時間即可獲得痊癒與改善，晚上也能正常入睡，睡眠情況良好，我與先生都非常感佩劉醫師的仁心與精湛醫術。

劉醫師診治說明

雖然大多數家長都不願意承認，但像小飛這樣的小孩，甚或是青少年，普遍存在於社會的各個角落。以我在臨床上的經驗與觀察，我認為醫病關係的因果報應最能解釋這個問題——到底孕婦該不該服用保養藥物？在身體不適時，該不該服用治療藥物？

大部分人都以為，孕婦水腫是很正常的現象。事實上，孕婦會水腫就是「腎虛」，而胎兒被包覆在母體內，必然會被母體的磁場所影響。母體腎虛，胎兒必然會跟著「腎水虛而心火旺」。

小飛就是一個「腎水虛而心火旺」的患者。中醫云「心主神志」；一旦「心火旺」，神志必然容易亢奮，所以小飛會有暴力傾向、注意力不集中、睡眠障礙等狀況。「過動兒」是一個醫學上的診斷名稱，我在診所是不用這種診斷名稱的，我只是治療患者的疾病、解決症狀。

我們使用傅爾電針與藥物診斷學，選出極低劑量的精神科藥物來控制小飛的暴力傾向，他的注意力就跟著改善了；再合併使用「滋腎陰，平心火」的中藥，就能穩定這些狀況，小飛的睡眠品質也就跟著變好了；最後再使用花精療法，從根本改善小飛的情緒起伏及人格異常，最後改變了他的行為模式，重返學校成為一個循規蹈矩的好孩子。

中醫認為「腎開竅於耳」、「腎主先天氣」，即「腎」與「耳朵」、「免疫功能」有關，所以「腎虛」的患者常見有耳鳴、重聽及免疫功能失調的症狀，這時應思考採用中藥來治療。西藥對症狀的解除、生活品質的改善是立竿見影的，此時，再合併使用「滋腎陰」的中藥，小飛的鼻竇炎及過敏體質就日漸改善，聽力也完全恢復了。

6 躁鬱症傾向的患者

案主：周先生（五十歲，教授，臺南市）

患者有盜汗、心悸、高血壓、失眠、情緒困擾的臨床症狀，我們最先考慮的是調整降血壓藥物，控制患者的血壓；同時使用螯合療法合併幹細胞理論療法，改善他全身動脈硬化的問題。當血壓與動脈硬化的情況獲得改善後，依照中醫「心主神志」的理論，患者的情緒自然也會跟著平靜下來。接著，再使用傅爾電針與藥物診斷學，一次次修正精神科藥物的種類與劑量；並合併使用「滋腎陰，平心火」的中藥，改善患者的「腎陰虛」，盜汗症狀自然也就消失了。患者的體力和情緒都獲得改善，自信心也恢復了。再加上一次次用花精療法做心理諮商與輔導，患者就能比以前更堅強、更活潑的重新回到工作崗位，並恢復和樂的家庭生活。

患者與家屬經驗分享

他認真教學且樂於工作

我跟先生於1990年結婚，他是一個努力上進、非常喜歡學術研究的好先生。如果留在原來任教的小學，他在博士班畢業那年就可以升任校長職務，但為了追求更高深的學術研究，九年前他離開任教的國小到大學擔任教職。他認真教學且樂於工作，進入大學五年後，就被學校指派為通識中心主任。2009年，校方又派他擔任系主任，1990年到2010年間，他除了有高血壓的問題外，從來沒聽他說過身體有任何的不適。

他罹患「自律神經失調」

2010年3月間，可能因為忙於工作，又要準備學校評鑑相關事宜，他開始出現嚴重盜汗與心悸症狀。有一天下午，學校同事告訴他：「你的臉色慘白，可能生病了，我建議你去看醫師，或者趕快回家休息。」

他回家之後，我馬上帶他到我們常去的醫科診所。醫師診斷後，表示他是「自律神經失調」，當天只開立了安眠藥，並說這個藥物可以幫助他入眠，同時建議他去看精神科。

我從來沒聽過何謂「自律神經失調」，但一聽到醫師建議我們去看精神科，就知道事態嚴重了。第一次去看精神科醫師，醫師也說他是「自律神經失調」，並開立一些治療心悸、盜汗、抗焦慮，以及一顆幫助腦部血液循環的藥物給他服用。剛開始一週去兩次，看了一個月以後，他的恐慌與焦慮症狀有逐漸改善，但仍然起起伏伏的，時好時壞。

他兩眼無神，焦慮、恐慌，睡眠有障礙

到了第三個月，他的恐慌症狀又出現了，於是去看另一位中醫師，兩位醫師重複看診維持了兩個月。我很擔心他兩眼無神的狀況，而開始看中醫後，這個問題已有一些改善，但焦慮、恐慌

等情緒問題卻完全沒有進步。我決定先停看精神科，只看中醫，但持續過了三個月，病情仍不見改善。

過去他酷愛閱讀，現在卻一整個星期也無法看書超過一頁，即便把書拿到他的面前，他也只是坐著發呆，有時連書房都不想踏進一步，讓我看了非常心疼。這段日子，他經常一個人坐在客廳發呆，我建議他利用教書空檔做一些喜愛的活動，或者看看電視，盡量不要讓他有獨處發呆的機會。

治療近六個月，他幾乎完全康復了

後來，經過朋友的介紹，我們到劉醫師的診所求診，至今治療將近六個月，我先生的病情，如恐慌、焦慮與睡眠品質都有明顯進步，一步接一步，很像在爬樓梯，漸進式的改善，不像過去在別處看病那樣時好時壞。

在治療兩個月後，他的情緒問題與恐慌症狀就已明顯改善。後來，他的盜汗與心悸症狀也不再出現。兩個月前，我發現他會主動進書房查資料，開電腦搜尋他所需要的研究相關資訊；他的睡眠狀況也漸趨平穩。前兩週，他主動告訴我，他要去學校找教務主任，想主動接手一些行政工作。我先生是個閒不下來的人，他很喜歡做事，當他主動想跟長官要求增加工作量時，我可以確定他幾乎完全康復了。

我們第一次來到劉醫師的診所看病時，就發現劉醫師與其他醫師有很大的不同。在我們還未陳述病情之前，劉醫師就先使用傅爾電針檢測我先生所需要的藥物，並精準地說出我先生的疾病與問題。劉醫師對我說：「妳先生整個人呆掉了。」我才猛然發現，的確，經過將近七個月找錯醫師吃錯藥的結果，讓我先生的三魂七魄好像只剩下一魂一魄。現在，我先生的所有症狀都已經完全改善了。我要真誠的感謝劉醫師，他用極高的醫術與醫德救回了我先生。

劉醫師診治說明

中醫主張「心主神志」、「心主血脈」、「心繫於舌」，因此心臟科與精神科有絕對的關連性。當然，中醫五行的五情、五志，把人的情緒分得更為細膩。不過，對主流西醫來說，這些理論都太過荒謬、太不可思議了。

不過，這些症狀都同時發生在這位患者身上，要說心臟與情緒完全沒有關聯，似乎沒道理。對一個患者來說，他才不管你的醫學理論說得多有道理，他的症狀與疾病可以得到緩解與治癒才是最重要的事。

有很多躁鬱症患者，因為個性上的內向與保守，在臨床上看起來近似憂鬱症，此時如果使用抗憂鬱藥，常常會出現恐慌的副作用。治療時，需要慢慢減輕抗憂鬱藥，同時合併使用足量的躁鬱症用藥，就可以讓恐慌的副作用消失，並改善情緒。

某些研究指出，腦部血液循環不良，也會造成人們情緒上的失控。中醫所說的「心主神志」、「心主血脈」，即是告訴我們，情緒與血管的暢通與否是有關連的。因為這位患者有高血壓、心悸的臨床症狀，所以我們先使用螯合療法合併幹細胞理論療法，改善患者全身動脈硬化的問題，在血流暢通之後，身體自然會有好轉的變化。

我在臨床上診斷這位患者是躁鬱症，但他長期服用抗憂鬱症藥物，才會產生恐慌的副作用；又因為這位患者在人格上屬於內向保守型，所以當恐慌產生時，看起來就像失魂落魄一般。很多患者的家屬在此階段都會聽信改運驅邪的騙徒而被敲詐，事實上，若能精準拿捏精神科用藥的種類與劑量，患者便可以康復。

對於這位患者，我們使用傅爾電針與藥物診斷學，一次次修正精神科藥物的種類與劑量，並合併使用「滋腎陰，平心火」的中藥，治療患者的「腎陰虛」，盜汗症狀自然消失了。患者的體力和情緒都獲得改善，自信心也恢復了。加上用花精療法做心理諮商與輔導，患者可以比以前更堅強、更活潑的重新回到工作崗位，並恢復和樂的家庭生活。

我從來不認為提倡身心靈整體治療是不對的。二十多年來，我一直認為一個優秀的醫師能夠為患者做到身心治療，就已經很完美了，特別是在精神科這個領域。但我也從不否認有「靈」這回事，我只能說：「在治療過程中，還是能看到奇蹟與神蹟的發生，但奇蹟與神蹟並不需要耗費巨額金錢來改運，絕對不要病急亂投『神棍』，導致被騙財又騙色，才是最重要的。」

7 情緒失調造成的壓力症候群

案主：吳小姐（三十一歲，經商，高雄）

患者的月經失調要從「滋腎陰」與「活血化瘀」同時治療。當她的月經順了，腰痛自然就痊癒了。在她身上，我們看到的是因為情緒不平衡而造成月經失調的問題。因「心主神志」，情緒不穩定一樣會造成胸悶和心悸。我們使用螯合療法合併幹細胞理論療法，很快就改善患者心血管疾病的早期症狀，再使用花精療法及輕微的精神科藥物，讓她的情緒與睡眠也獲得改善。

患者與家屬經驗分享

一個母親的心聲

我的女兒從小身體還算不錯。她在大學時主修美術教育，直到研究所三年級時，我發現她在準備論文時出了些狀況。

一年前，我發現她回家時有睡不好的狀況。她每天都很晚才睡，早上大多要到十二點才起床，臉部越來越沒有表情，喜歡把門關起來，不想跟別人互動。以前她常會主動找同學聊天、逛街，但這一年來，她彷彿將自己封閉起來一樣。

我覺得女兒的行為有些異常，因此常鼓勵她出門逛街，或是找同學一起出去走走，她偶爾會聽話去買買東西，但晚睡、缺乏表情、喜歡關在房裡的行為一直沒有改善，而且她似乎看不下書，寫論文的進度一直停滯不前。

尋找另類健康法的治療

我經朋友介紹，帶女兒到高雄的一家診所看病，這家診所的書架上有一本劉大元醫師的著作《你不可不知的另類健康法》，讀之欲罷不能，於是我在返家途中，到書店買一本回家，仔細閱讀。看完書後，我相當認同劉醫師的醫療觀念與方法。

女兒的病一直讓我非常擔心。因為我也是護理人員，看過許多精神科患者，治療效果普遍不好，且精神科藥物會讓服用者的神情與舉止都變得呆滯，因此我不敢輕易帶她去給精神科醫師看病。當時，我自己的身體狀況也不好，因此，我以自己要給劉醫師看病為由，請女兒陪我一起去看，而女兒是以月經遲來症狀去病的。

看病四次，情緒已平穩，笑容也變開朗了

其實，我早就對女兒的疾病心裡有數，只是不知如何開口帶她去看病。劉醫師幫她檢測過藥物後，在女兒尚未開口之前就對她說：「妳胸悶、腰痛、貧血；回家會把房門關起來，不要人家吵妳……晚上做很多夢，也睡不好…。」女兒一一點頭承認，等她離開診間之後，劉醫師單獨對我說：「妳女兒現在根本無法讀書，需要好好治療，否則論文寫不出來就無法畢業。」

女兒至今才看病四次，個性又恢復過去的開朗，情緒平穩，眼神與笑容也和生病時完全不同。現在她會主動找我聊天，也說她要到劉醫師的診所複診。我對她的恢復情形感到非常滿意，希望她能繼續接受治療，直到她能面對壓力，恢復社會功能。

女兒的真情告白

從小我就是一個缺乏自信的小孩，做什麼事都畏畏縮縮的，老是怕事情做不好會被別人取笑，與父親的龜毛、凡事要求完美的性格很像。我常會挑戰父親，造成彼此劍拔弩張，全靠母親出面調解。我在國中、高中時，念的是私立學校，能力分班時被分到好班。因同學們都很優秀，不管我多麼努力唸書，每次考試都是最後幾名，這樣的學習成績一再打擊我的自信心。

從進入大學、考上研究所到現在，我覺得自己所唸的科系在就業上較有困難，如果不從事美術教育就不容易找到工作，心中有些焦急。去年8月，因為學校宿舍不能再住，因此借住在哥哥的住處，剛開始兩人的相處還不錯，但是有一次，我講話聲音比較高亢些，哥哥就說：「妳說話的聲音太高了，不要這樣……」我突然發飆，認為他在挑我的毛病。我心想，可能是因為我這一年休學，沒念書又沒工作，哥哥認為我是米蟲而這樣對待我，因此有一段時間都不跟他講話。

去年，我要提出碩士論文時，教授雖然同意，但要求我在論文中增加一些研究項目與資料，我知道我很難做到，而有無法繼續下去的感覺。

還沒到劉醫師的診所看病前，我的防衛心很強，非常害怕到陌生的環境面對陌生人，只要到不熟悉的環境，心臟就會劇烈地跳個不停；只要陌生人一接觸我，絕對能閃就閃；讀書時，一個字也唸不下去；朋友找我，我連電話都不想接。我知道我的情緒出了問題，但還是選擇閃躲，只要有親友關心，把話題轉移到我身上，我就用逃避來面對問題。

第一次到劉醫師的診所看病時，媽媽說要我看月經遲來的問題，不料劉醫師檢測完之後說：「妳胸悶、腰痛、貧血；回家會把房門關起來，不要人家吵妳……晚上做很多夢，睡不好……」真的，他說得太準了。但我還是想逃避與否認，不想面對，只淡淡回答：「還好。」

治療到現在，月經準時來了，胸悶和腰痛症狀也有明顯的改善。以前每天早上起床時，全身笨笨重重的，連翻身都感覺困難，現在完全不會了。過去我很容易生氣，經常莫名其妙的發飆，事後自己也覺得，那些事情有什麼好生氣的？現在也不會這樣了。晚上做的夢也變少了，之前每天要到早上六、七點才能入睡，現在最遲半夜一點到三點左右，就可以自然入睡了。我已經報名參加高普考的補習，希望醫療後可以身心健康，專心準備考試。

劉醫師診治說明

憂鬱症這個診斷，被普遍冠在許多患者的身上。事實上，**躁鬱症的「鬱」與憂鬱症的「鬱」是不同的**。臨床上，能被治癒的、單純的憂鬱症，是不會走進我們診所的；走進我們診所的憂鬱症患者，都是躁鬱症的「鬱」加上憂鬱症的「鬱」。因此，一定要合併使用躁鬱症與憂鬱症的治療藥物。**如果患者可以接受合**

併使用花精療法，從情緒與人格層面去發現問題的源頭，解開這些癥結，治療效果會更好。

在這位患者身上，我們就是利用上述的思考模式與治療方法，使用傅爾電針與藥物診斷學，選出最適合她的躁鬱症與憂鬱症治療藥物，先讓她得到初步的改善。

事實上，**在憂鬱症患者中，只要發現情緒中有不滿、激動、想生氣、攻擊性的言語或行為傾向……等，都要考慮到患者的「鬱」大多是合併躁鬱症的「鬱」，需要合併使用治療躁鬱症的藥物，效果都頗令人驚艷。**

至於月經的遲來，西醫的治療方法很簡單，只需打催經針。但從中醫的角度看，月經失調一定要從「滋腎陰」與「活血化瘀」來做治療。如果溼氣重，還需要「去濕」。依這些原則來治療，患者的月經順了，腰痛好了。更重要的是，婦科在中醫理論上屬於「膀胱經」，屬「水」；在五行理論中，「腎水」可以「平心火」，情緒自然可以更加穩定。

胸悶問題，在西醫來看，只要心電圖、抽血、X光檢查的結果是正常的，大多會被歸類為情緒問題；如果使用鎮靜劑治療無效，則一律歸為自律神經失調。但在我的臨床經驗上，胸悶大多是「心」的問題，部分合併「神志」問題。在這位患者身上，我們使用螯合療法合併幹細胞理論療法，很快就有所改善，顯示她的胸悶是心血管疾病的早期症狀。而因為「心主神志」，胸悶改善了，睡眠與情緒問題也都跟著改善。

8 從情緒障礙中走出來

案主：A小姐（二十歲，學生，臺北市）

患者在成長過程中，陸續出現心臟有雜音、胸悶、上背痛、左膝疼痛、失眠、多夢等現象，表示她的心臟與自體免疫功能異常，而這個問題是諸多疾病的禍首。在目前的環境中，高頻傷害與重金屬污染的這兩個問題，是造成或加重這兩種疾病很重要的因素。高頻的問題不易解決，但重金屬污染可運用螯合療法合併幹細胞理論療法，做第一步的治療，再運用傅爾電針與藥物診斷學檢測後，合併使用類固醇與治療躁鬱症和憂鬱症的藥物。不久後，患者終於能夠開心返回學校，展開新生活。

患者與家屬經驗分享

從小身體小毛病不斷

從小，我的身體雖然沒有大毛病，小毛病卻不斷。記得小學健康檢查時，醫師說我的心臟有雜音，但我沒有什麼感覺。後來，因為我常會流鼻水，另有一家醫學中心的醫師說我有鼻竇炎，並告知家人需要開刀。最後，我沒有開刀，但流鼻水的毛病已隨著長大而漸漸改善了。另外，我的口腔很容易有潰瘍，最常出現在兩頰內側與靠近牙齦的地方，只要我睡不好、覺得累或是吃了燥熱的食物，就會發生，而且需要一至兩週才會好。曾經有位中醫師對我說：「妳的感冒從來沒有完全好過。」雖然我喝很多水，但是喉嚨卻很容易乾，也很容易上火。

每半年發作一次眼角膜破裂

比較明顯的症狀是，小學六年級開始眼角膜經常破裂，平均每半年發生一次，而且是左右眼輪流發作。醫師說是眼睛過度乾燥所造成的。每次眼角膜破裂，我都會有眼睛睜不開、怕光（一點光都無法接受）、眼睛刺痛、眼白布滿血絲等狀況，發作時都必須點眼藥水一週以上，而且要包紗布。在這段期間，我除了睡覺以外，什麼事也沒辦法做。好轉的順序是先可以睜開眼睛，然後不刺痛、不怕光，最後紅血絲退掉。最近一次發作是在2010年1月。由於我在2009年11月開始到劉醫師的診所看病，身體狀況好轉，因此這一次發作比較不嚴重，也好得比較快。

無論伸展、走路、爬樓梯，都酸痛不已

2007年10月開始，我覺得上背部、肩胛骨非常疼痛，慢慢的下背部也開始疼痛不堪，每天腰酸背痛，痛到我必須用藥布貼身體的痛點，最多貼到十一片，但都沒有用。2007年12月，我的左膝蓋像被重物壓住似的，無論伸展、走路、爬樓梯都很痛，頭皮屑很多、頭髮也大量掉落，我開始去做推拿，推拿後會覺得舒服一些，但隔天還是會酸痛。2008年1月，我去一家醫學中心的復健科治療，但是連醫師都無法診斷出酸痛的原因是什麼。我去做了一次復健，因為沒有改善，就不再去了。

不斷做復健與針灸

2008年10月，我的腰酸背痛嚴重到無以復加的地步，爸媽帶我到家附近的復健科診所做復健，醫師說我是筋膜炎和坐骨神經痛。在做了拉脖子、拉腰、熱敷後有一些功效，但幫助不大。我問醫師：「有什麼方法可以讓我好得快一些嗎？」醫師說：「針灸後用電針補強，會好得快一些。」我在這家復健科診所總共做了十六次治療，每次都做復健與針灸，其中一次我的手腳、肩頸和腰背都扎，總共扎了將近三十針。這時我已經休學在家，因此每天都去做復健，這三個月的復健與治療，讓我恢復到2007年剛發作時的狀況，雖然沒有完全好，但還可以接受。

鼻頭上長了一顆很大的疔

高中二年級時，讀書壓力很大，因為我覺得很累，根本唸不下書，便在2008年3月第一次辦休學。當時我的鼻頭上長了一顆很大的疔，這顆疔先是突出來，後來突然整顆陷下去，往裡面長，變得黑黑的一大顆。學校老師說，最好去看皮膚科，後來媽媽帶我去給當皮膚科醫師的舅舅看，舅舅說它是一顆疔，必須抹藥，抹藥後過了三週才好。

2009年1月，在別人的介紹下，我到花蓮做推拿。推拿師的手勁很用力，感覺非常痛，前後去了十幾次，直到2009年10月，我腰酸背痛的問題有了明顯的改善。

開始嚴重胸悶、焦慮、恐懼，足不出戶

2009年2月我重返學校，但到了3月，我開始嚴重胸悶，覺得喘不過氣，以為是壓力問題，沒想到要找醫師看病。漸漸的，我

晚上開始睡不著覺，經常要躺在床上一至兩小時才睡得著，早上一定要到九至十點多才能夠起床。我每天都覺得很疲累，走路會喘，爬樓梯時才走到二樓就喘得很不舒服；口腔與眼角膜都有傷口；非常容易生氣，常跟父母吵架。我的心情低落到極點，有嚴重的恐懼感，對人事物都非常敏感，也害怕遇到認識的人；心裡想到的也都是負面的事情，每天都很不高興，書完全唸不下去。2009年11月，我第二次辦休學。

我感覺周遭的一切全變好了

2009年11月下旬，我開始到劉醫師的診所接受治療，二至三週後，我很清楚自己不再生氣，也不再罵人了，但覺得自己有一點呆呆的。而從2010年1月到現在，我的情緒非常穩定，心情很好，已不再覺得自己呆呆的。

2010年2月初，我開始去補習班上課，一週補習五天。現在我覺得自己可以集中注意力，體力與健康狀況已經好很多，雜念也少很多。寫測驗卷的速度雖然還不夠快，但比起2009年11月完全無法唸書的狀況，已經進步許多。胸悶、喘不過氣與爬樓梯會喘的問題，也完全改善。最重要的是，我每天都可以自己開開心心的出門。我感覺到，我變好了，老師與同學們也變好了，周遭的一切都變好了。

只要把書唸好，我不在乎別人的感覺

2010年3月，我暫時停止在劉醫師診所看診，從3月到6月，我的情況一直都很好，已經把過去一些不愉快的事情全忘光了。

2010年7月，我重返校園，必須再次面對同學們的閒話，例如，我很自以為是……等。話經過一個人傳，只剩下60%的可信度，再傳到第二個人，就只剩36%的可信度。因為她們並不是真的認識或瞭解我，有些話就會被傳得很難聽。不過，這次我已經把心理建設得很好，學會不予理會，並告訴自己：「只要念好書，我可以不在乎別人的感覺。」

我告訴媽媽：「雖然我休學兩次，但我不遺憾，也不會後悔。或許付出的代價很大，但我得到許多寶貴的人生經驗。只要我能把書念好，就一切值得了。我對別人談論我的是非，已經不介意了。」

感謝老天，讓我遇到生命中的大貴人

最近我喜歡看淨空法師的講經節目，法師教我們要轉念。每次一有負面想法，我就要自己「轉念」：成功者一定是個正面思考，且胸襟開闊、氣度恢宏的人。

每次我只要一想到劉醫師，就會覺得很開心。劉醫師的診所給我很大的安全感。有趣的是，每次在家裡或補習班讀不懂的講義或功課，一拿到劉醫師的診所看，馬上就完全讀通了，有時還會覺得很簡單。

我心裡很明白，如果沒有遇到劉醫師，我的人生可能會每況愈下。雖然我想用理智拉住自己，但是有時就是拉不住。在這個時候，找到對的醫師幫忙拉我一把，是非常必要的。

劉醫師診治說明

我們在臨床上治療過很多這類年紀輕輕就罹患精神疾病的患者，在傅爾電針與藥物診斷學的檢測之下，發現大多是自體免疫功能的問題。我們在初期使用治療自體免疫功能的藥物合併精神科藥物，大部分很快就可以控制住病情。

許多被明確診斷為自體免疫功能疾病，如紅斑性狼瘡、類風濕性關節炎……等，有一定比例會侵犯患者的中樞神經，造成精神疾病的症狀。若是自體免疫功能異常卻未被歸類診斷的患者，萬一他受傷害的標的器官是中樞神經系統，表現出來的是精神疾病症狀，通常只會到精神科就診，這時的治療效果往往不佳。

這位患者從小就陸續出現心臟有雜音、胸悶、上背痛、左膝疼痛、失眠、多夢等症狀。從西醫的角度看，心臟有雜音是心臟的問題；上背痛、胸悶、左膝疼痛是關節與肌肉的疼痛，可服用止痛藥；失眠、多夢可服用抗焦慮的西藥。但從中醫的角度看，失眠、多夢屬於「心」的疾病。而容易感冒、鼻竇炎，西醫認為是抵抗力不好，免疫功能不佳；但中醫認為這是「肺」的疾病，也就是「火剋金」的結果。因為免疫功能不佳，所以造成患者有眼角膜破裂、口腔潰瘍、畏光、掉髮的症狀。綜合以上，**用「見樹也見林」來診治疾病的觀念，把諸多臨床症狀串聯起來，因果關係也就非常清楚。**

「心」和自體免疫功能異常，是這位患者諸多疾病的禍首。在目前的環境中，高頻與重金屬污染，是造成或加重這兩類疾病很重要的因素。高頻的傷害不容易解決，但重金屬污染容易解決，我們使用螯合療法合併幹細胞理論療法做第一步的治療，再運用傅爾電針與藥物診斷學檢測後，合併使用類固醇與治療躁鬱症和憂鬱症的藥物，患者終於不再恐懼返回學校念書，並且能夠開懷地笑了。但因為治療時間較短就停藥，她的臨床症狀又有部分重新出現，再度回到診所經過進一步治療後，又能展開新生活。

對於精神科患者，我們在對病情做詮釋時，不喜歡用精神病、躁鬱症、憂鬱症等名詞，我們稱之為「情緒」與「人格」的異常，既然是異常就可以恢復到相對的正常。因為「人格」是由無數次類似的「情緒」累積而成，如果人在成長過程中，每次都能正確的處理情緒，所塑造出來的人格就是健全的；相反的，如果每次都不能正確的處理情緒，所塑造出來的人格就是病態的。因此，如果能讓患者重新學習如何正確處理自己的情緒，慢慢的就能夠將病態的「人格」修正為健全的「人格」，患者的精神疾病也就有機會康復了。

與疾病相關的「情緒」與「人格」，諸如「攻擊性的言語、態度或行為」或「時常關起房門獨處」、「不能集中注意力」……等，都是精神科疾病的前期症狀，如果在此時能夠適當的處理，就不必到精神科就診了。

只是很多精神科患者，除了會被基因遺傳所影響外，因為父母或其他兄弟姊妹通常也會有不同程度的類似狀況，所以在成長過程中，還是會被環境、後天教育與外在壓力所影響。因此，治療精神科的患者時，他們的部分家屬也應該同時接受治療，才能塑造一個安定的情緒環境，這位患者就能康復得更完整。

每當看到新聞媒體報導，在某個人殺死自己的父、母（或祖父、母）後，經常會看到他們的鄰居站出來說：「他的父、母（或祖父、母）平常對他都是有求必應，不論賭博、吸毒，每次要錢都給，這一次不給，竟然動手殺害……」你認為當初該就醫的是這位弒親者，還是他的父、母或祖父、母？當然雙方都需要被治療，只要有早期的治療，就不會釀成最後的悲劇。

9 疼痛不止的顳顎關節軟骨病變

案主：伊美（五十歲，美國華僑）

中醫認為，顳顎關節最重要的穴道是聽宮，屬於小腸經，需要從「心」開始治療。「心主血脈」，所以從血管開始治療，使用螯合療法合併幹細胞理論療法，為患者去除身上重金屬累積所造成的傷害，再以各種維他命、胺基酸、礦物質等營養素，補充患者身體修復所需要的營養，同時使用磁玉色三合一療法，貼在患者的聽宮（屬小腸經）、少海（屬心經）、陽陵泉（屬膽經）、內關（屬心包經）等穴位，再用醫學芳香療法，以歸經後的精油塗抹在患者的上述經脈上；並合併使用維他命D3，放鬆患者顳顎關節的肌肉與肌腱，降低疼痛與緊繃感，吃東西不痛，就不需要用到咬合板了。

患者與家屬經驗分享

飲食變成生活中最痛苦的一件事

兩年前，我開始有顳顎關節疼痛的狀況，使我的嘴巴無法完全張開，嚴重影響到咀嚼功能。對我來說，吃東西本來是生活中最快樂的一件事，現在卻變成最痛苦的一件事。

我先去找牙科醫師求助，醫師說，我的顳顎關節和牙齒都沒有問題，顳顎關節疼痛是由於我的壓力太大，情緒太過緊張與焦慮，去度個假放鬆心情，自然就會好轉。我依照牙醫師的建議去旅遊一週，但是度假期間及之後，疼痛並沒有減輕。

回家後，我轉而向家庭醫師求助，他幫我做了X光檢查之後，轉介我去找顳顎關節特別專科醫師；結果發現，我的顳顎關節軟骨產生病變，失去緩衝作用，必須每週做一次後續矯正與復健治療。

長達九個月的復健治療，無效

我依照這位專科醫師的指示，開始做長達九個月的復健治療。一般人的嘴巴大約可以張開4.5公分左右，但我因為顳顎關節疼痛，只能張開3.5公分；每次去做復健後，可勉強達到4公分，但一回到家馬上又縮為3.5公分。最重要的是，我的顳顎關節依然疼痛，只能忍著痛慢慢吃東西。後來，我依照醫師的建議使用咬合板，但疼痛始終無法緩解。晚上睡覺時，也常會因為磨牙磨到痛醒過來，嚴重影響我的生活品質。

不到一小時的治療，疼痛竟緩解許多

之後，我有事返回臺灣，親戚介紹我到劉醫師的診所看診。劉醫師聽了我簡要的發病與醫療歷程後，除了使用傅爾電針篩選適合我的藥物以平衡身體狀況外；也運用針灸協助我緩解疼痛，再以五行精油塗抹心經與心包經，並適度刮痧，去除經絡的氣滯血瘀，同時補充我所需要的維他命，最後再以玉磁貼在我的兩側顳顎關節處，以緩解疼痛。做完這些治療後，我的口腔竟可以張開達到4.2公分。

我覺得非常神奇，怎麼可能呢？不到一小時的治療，居然比我在美國做了九個月的復健治療效果還要好，而且顳顎關節疼痛也緩解許多。待在臺灣的這段期間，我晚上沒有磨牙，睡眠品質也提升許多。

回美國前，我再到診所兩次，劉醫師除了以磁療、針灸、芳香療法、維他命療法等為我治療外，也加上螯合療法來清除我體內的重金屬污染。這時候，我的嘴巴已經可以張開至5公分，顳顎關節的疼痛與緊繃感也減輕了，吃東西比較不會疼痛。劉醫師教導我，如何保養與維護自己的顳顎關節，讓我帶著精油、維他命與玉磁回到美國，也能夠自己維護健康了。

劉醫師診治說明

一個經過顳顎關節專科醫師治療無效的顳顎關節病變患者，來到另類醫學的診所求診，或許是件大家等著看笑話的事情，事實上，**針對牙科的許多疾病，另類醫學都可以給予令人意想不到且讓人驚艷的幫助。例如，拔除阻生齒後的血腫，有時會讓患者在隔天連嘴巴都張不開；矯正牙齒時，綁鋼絲後到隔天，患者都只能喝流質食物；還有一些患者因骨質疏鬆、牙骨密度不夠，導致植牙前需要植牙粉到上下顎的齒槽上骨才能植牙……等；諸如上述這些狀況，另類醫學不但能讓患者舒服的接受整個長期療程，還能加速傷口的癒合，讓牙科醫師的治療更臻完美。**

關於這位顳顎關節病變的患者，說實在的，當天也不知道自己哪根筋不對，就脫口對她說：「姑且治治看吧。」一般而言，牙科治療顳顎關節病變，大多使用咬合板，既然無效，就表示這個疾病不是結構的問題，而是人體五臟六腑的疾病。從中醫的角度看，與顳顎關節有關的穴道，有小腸經的聽宮穴和三焦經的耳門穴。「經之所過，病之所治」，也就是說生病的部位是哪一條經脈所經過的，就要從這條經脈開始治療這個疾病。因此，要從小腸經的表裡經——心經，以及三焦經的表裡經——心包經，開始治療。

我們的第一步，一向是使用螯合療法合併幹細胞理論療法，先為患者去除身上因為重金屬累積所造成的傷害，再以各種維他命、胺基酸、礦物質等營養素，補充患者身體修復所需要的營養，同時使用磁玉色三合一療法，貼在患者的聽宮（屬小腸經）、少海（屬心經）、陽陵泉（屬膽經）、內關（屬心包經）等穴位，再用醫學芳香療法，以歸經後的精油塗抹在患者的上述經脈上。

或許有人會問：「處理顳顎關節病變，為何要取用膽經的陽陵泉穴？」因為顳顎關節病變的成因之一是咬合不正，而有些患者合併有咀嚼肌痙攣的問題，並以夜間磨牙的臨床症狀來表現。「肝主筋」，肝經與膽經為表裡經，而陽陵泉穴是膽經中治療痙攣最有效的穴道。此外，合併使用維他命D3，放鬆患者緊繃部位的肌肉與肌腱，當然也就不需要用到咬合板了。這種由內而外結合主流醫學與另類醫學的治療方法，是我們堅持遵循與推廣實踐的方法。

10 胃痛、失眠與情緒困擾

案主：劉先生（三十九歲，老師，新竹）

久治不癒，遍尋名醫都無法得治的疾病，最後求助精神科醫治，造成精神終日渾渾噩噩，身體疾病卻仍無法改善，讓人痛不欲生。劉先生的多重器官都遭受到疾病波及，所以從調整他的自體免疫功能開始，同時使用傅爾電針及藥物診斷學篩選正確的藥物與營養素，來治療他的疾病與修復受損器官，包括甲狀腺、胃、頭痛、高血壓、心律不整……等，讓他重新恢復了身體的健康，接著負面情緒得到完整改善，終於露出年輕陽光的笑容。

患者與家屬經驗分享

看病、檢查、吃藥，卻一直找不到解決之道

據朋友說，那段日子我總是面無表情的抱著筆記型電腦走進他家，一語不發地，一待就是大半天。那天，朋友的友人來訪，我有氣沒力地點個頭，繼續像隱形人般窩在角落。

「他怎麼了？」朋友的友人問。

「別理他，他失戀了。」朋友捉弄我說。

天知道，長達七、八年來，我一直飽受胃疾之苦。初期的胃悶痛還可以忍受，不致於太過影響日常生活，再說胃痛的人比比皆是，沒什麼大不了，總是得過且過，並未求醫。

後來情況越來越嚴重，不但影響了睡眠，有時會因胃抽筋而必須到急診室打肌肉鬆弛劑，實在覺得不太對勁，於是前往一家醫院的肝膽腸胃科求診。

看過醫師、吃過藥後，感覺就好一點了。就這樣，每當症狀嚴重時就去看醫師、拿藥吃。但漸漸地，吃藥也無法改善症狀。讓我不解的是，抽血與糞便的檢驗報告都是正常的。

到底我的身體出了什麼問題？

醫師說：「我實在不知道你是怎麼一回事？」

我只好停止在這家醫院治療。好心的同事知情後，建議我改看中醫，並介紹一位相當資深的中醫師。這位中醫師在把脈後，明確地告訴我，通往肝經的經絡有問題，甚至已經傷及胃部，因此才會顯現相關症狀，但尚無大礙，只要好好調養就可以改善。

我從善如流，乖乖吃藥，期待早日恢復健康。但是吃了四、五個月所費不貲的中藥後，症狀並沒有太大的改善，於是決定停止治療，再選擇一家知名的大醫院就醫。

那位肝膽腸胃科醫師聽完我之前的診療過程，便安排高畫素胃鏡檢查，以徹底瞭解胃部是否有一般檢驗無法確知的狀況。一般人或許會害怕看報告，擔心自己的健康出了問題，我卻渴望胃鏡報告能夠把真相告訴我——到底我的身體出了什麼問題？最起碼，讓我知道敵人在哪裡，我才能夠去迎戰，而不是老對著一個無形的病痛茫然無助。

不過，檢驗結果揭曉：「正常」，讓我失望透了。即便如此，因為我有臨床症狀，醫師還是開藥給我服用。

但是，我的胃還是繼續疼痛，經常在半夜兩、三點痛醒後便完全無法入睡，尤以秋冬兩季最明顯。每當夜深人靜時，我總會想，我的成長過程就如同模範生一般，讀書、求學、工作，幾乎人人稱羨，無不良嗜好，平常也很注重運動、飲食、養生，怎麼年紀輕輕卻必須長期看病、檢查、吃藥，卻一直找不到解決之道？如黃金般的人生為何會走到這個地步？

我的情緒低落到產生厭世的想法。「胃痛」這個敵人已經把我的人生給摧毀了，再加上長期睡眠不足，不僅令我疲倦，每天也懷著怒氣到學校上班，看什麼事都不順眼。不說話與面無表情，已成為我最大的隱忍界限，只差沒在額前貼張「別來惹我」的告示而已。

原來是自體免疫功能異常

所幸，我並不是一個諱疾忌醫的人。在察覺到自己情緒失衡後，我便前往精神科求助。醫師說是躁鬱症，需要用藥物來控制情緒起伏的強度。可是吃過兩次藥後，早上起床時會感覺到天旋地轉，而原本天使般的班上學生們，在我眼中一個個都變成小惡魔，讓壓抑的情緒幾乎按捺不住，就快要爆發了。這是我服用精神科藥物之後很明顯的反應，我直覺它對我沒有幫助，於是立刻停止服藥，也放棄精神科治療。

或許是一種因緣，那天來訪的朋友友人正巧是擔任劉醫師著作的編輯，在瞭解我的狀況後，也大致向我提及劉醫師的背景。

「看醫師需要緣分，總之，我先寄些資料給你參考，要不要北上就醫，就看你自己的決定。」朋友的友人說。

既然可能讓身體好起來，這是一線生機，我當然願意去試。於是，我每個週末都會開車北上接受劉醫師的治療。

劉醫師在診斷之後對我說：「你的自體免疫功能出了問題，侵犯到身體的不同器官，才會出現這麼多不同的症狀。我們要從你的自體免疫功能開始治療，補充各種不同的營養素及排除你體內的有毒重金屬，自然會修復你的器官。」

聽了劉醫師的說明後，我半信半疑。因為看過那麼多醫師，從來沒有人是這樣診斷的。說也奇怪，經過以中西藥、醫學芳香療法與螯合療法治療一個月後，半夜胃痛的狀況已大幅減少，不但睡眠品質有所改善，精神與心情也自然變好了。最明顯的是，我終於又對自己的未來充滿信心與希望。

找對醫師吃對藥，多麼重要

在治療疾病初期，劉醫師說，當時以傅爾電針測藥的結果，我的確需要某一種情緒藥物的治療，但是需要的劑量非常輕，而且是階段性用藥，因此我不用擔心會有什麼副作用或戒斷問題。其實，即使劉醫師沒說，我也感覺到身體的轉變—不但效果很好，而且完全沒有過去在精神科就診服藥的不良經驗，原來情緒疾病並沒有那麼可怕。我想，若非自己曾經走過那麼多冤枉路，也不會明白「找對醫師吃對藥」有多麼重要。

劉醫師診治說明

因為患者的自體免疫功能出了問題，同時侵犯到他身體的不同器官，才會出現多種不同的症狀，所以我們要從他的自體免疫功能開始治療，同時使用正確的藥物與營養素來治療與修復他的受損器官，包括甲狀腺、胃、頭痛、高血壓、心律不整、情緒等。

我們診所治療自體免疫功能疾病的標準程序，是依患者的身體狀況決定是否使用第一、二、三線的免疫功能治療劑，再清除患者體內的有毒重金屬，同時補充各種不同的營養素、礦物質、維他命等，來重建一個個相對健康的器官。這時，治療其他臨床症狀的藥物、劑量與種類自然會變得比較少，效果也會比較好，即使需要合併使用攻擊性的藥物，劑量也不多，時間也較短。這時候，依照順序來修復他的各個受損器官，身體自然慢慢康復了。

我們使用傅爾電針與藥物診斷學，選出最適合患者的自體免疫功能疾病治療藥物，是小劑量的抗癌藥物。在改善自體免疫功能異常的問題後，患者的症狀都有些許的進步了，此時再施作螯合療法合併幹細胞理論療法，來處理患者的每種臨床症狀與病因，他的身體即能逐漸康復，再也沒有胃痛與情緒的問題。患者的個性也日漸活潑與開朗，恢復他原本的陽光個性。

11 失聲的父親發出聲音了

案主：王先生（七十五歲，退休，屏東）

患者突然急性心肌梗塞，幸好救回一條命；裝支架只是急救的手段，任何患者在急救後都需要調養身體，這個步驟如果做得不好，經常連帶著呼吸系統，包括聲帶，也會出問題，這就是一個標準「火剋金」的案例。患者體質虛弱，需要溫和的補，即使補充維他命，也要從小劑量開始。我們使用螯合療法合併幹細胞理論療法，一方面溫和的補充各類營養素，一方面排除體內重金屬，為全身的動脈硬化做進一步的改善；同時使用傅爾電針與藥物診斷學，選出低劑量的降血壓和精神科藥物，維持患者的血壓及情緒平穩，再合併使用「滋腎陰，平心火」的中藥，患者的症狀終於一樣樣改善了。他會說話了、會吃了、呼吸順暢了、不會生氣了、會笑了，他終於康復了。

患者與家屬經驗分享

父親被診斷為急性心肌梗塞

莫拉克颱風過後，父親因胸口不適、直冒冷汗，前往診所掛號時，突然在診間暈倒，經醫師急救清醒後，轉送至醫院急診。

再見到父親時，他已經住進加護病房，才知道他被診斷為急性心肌梗塞，並已裝上支架。

返回臺北後，我立即上網尋找有關急性心肌梗塞的相關資料，發現劉大元醫師的著作《你不可不知的另類健康法》，讓我極感興趣，馬上到書店買回來閱讀。讀完後，發現劉醫師的診所離我家很近，而我的身體也有一些狀況，於是立刻前往就診。

原來我的病症也在心臟

當劉醫師說我的病症在「心」時，著實讓我嚇了一跳，原來我和父親一樣。我過去從來沒有做過健康檢查，還以為身體不舒服是因為婦女病，或者太胖、太疲累，又或是肩頸酸痛、過敏，結果通通不是。

劉醫師以傅爾電針幫我檢測藥物後，便運用醫學芳香療法幫我刮痧，左肩胛骨旁讓我痛了許久的點竟然就不痛了，左肩上的緊繃感也舒緩，連左眼白裡的血絲也變淡了。以前，我還以為身體不適都是因為睡錯了枕頭。

發現父親的膽也有問題

就診兩週後，我鼓起勇氣向劉醫師請教心肌梗塞的術後保養，以及父親近日發燒與檢查出膽有問題等情況。劉醫師說：「這需要本人就診才能正確的診斷。」他還仔細問我個人的狀況，並幫我規劃如果帶父親北上治療，後續醫療院所的安排。我正盤算著如何才能說服固執又容易生氣的父親北上就醫時，沒想到更大的風暴已經來臨。

父親開始反覆發燒、退燒，只好再次前往屏東的診所看診，醫師懷疑是胸腔積水；於是又轉診到大醫院胸腔科照X光、電腦斷層，檢查結果是膽有問題，再轉診給外科，外科醫師決定立即切除膽囊，並請父親前往急診室掛急診，辦理住院開刀手續。

膽囊手術之後，接著聲帶受損

急診室醫師認為，父親的腹部疼痛感並不嚴重，且無發燒情形，建議先返家休息，並預約肝膽腸胃科看診。看診時，發現父親已有發燒狀況，醫師要求立即住院，且安排進行內視鏡逆行性膽胰管造影術（ERCP）取石。進行ERCP時，父親因吞顯影劑、噴麻醉藥時產生嗆咳，開始有聲音沙啞狀況，無法順利進入膽囊的膽總管取石，宣告失敗。

之後安排三科會診（心臟內科、麻醉科、一般外科），再進行傳統剖腹式膽囊切除，並清除膽總管結石。在考量父親剛裝心血管支架，執刀的主治醫師決定手術後暫不拔除呼吸器，並讓父親入住加護病房觀察三天。

父親在9月中旬拔除呼吸器後，說話已完全沒有聲音。轉至普通病房後，進食時發生嗆咳，水和食物都無法吞嚥，於是由神經內科和耳鼻喉科進行會診。神經內科醫師經動作測試後，認為父親並無小中風現象；而耳鼻喉科醫師認為咽喉有紅腫現象、聲帶無動作，建議主治醫師使用鼻胃管。父親開始進入鼻胃管灌食階段，而他身上同時還有導尿管、膽汁引流管和傷口引流管。

父親由52公斤瘦到46公斤，又一直抱怨很喘、想咳痰卻無法使力、扯破喉嚨說話也說不出聲等狀況。充滿無力感的父親，自認是心肺即將衰竭，寫下：「寧願一個人倒，也不願三個人都倒下去。這是人生過程，不必太在意。我們不是富家人，大家要有心理準備，凡事交託給上帝。」

設法帶父親北上就醫

我想到，兩週前我服用了劉醫師診所開立的中西藥與維他命，讓我在看護父親的這兩週裡，即使不眠不休，身心狀況依然保持良好，於是暗自下了決定：「無論如何，一定要設法帶父親北上調養。」

耳鼻喉科醫師在更換鼻胃管時，由動態攝影判定父親的聲帶幾乎不會動。復建科醫師由外觀判定卻很樂觀，並安排語言治療師，進行發音訓練及喉部電療。但因為復建科醫師太忙，只能在三個月後安排父親做語言治療。於是，我以「我要拿藥」的理由，將父親帶往臺北劉醫師的診所，並讓父親接受診療。

進行兩週螯合療法合併幹細胞理論療法治療

劉醫師斷言父親的失聲是「火剋金」的問題所造成的。因為心臟虛弱，所以無法發出聲音，因此「只要心臟好，聲音就出得來」，並且能夠體會父親「很喘」的形容，他還說出父親「心慌、心驚」的感受。我將帶去的十幾種管灌食品，交由劉醫師經傅爾電針檢測，所幸適合父親使用的有三種，總算能讓老人家變換口味（雖然胃是嚐不出味道的）。

之後，父親在劉醫師診所進行連續兩週的螯合療法合併幹細胞理論療法治療，也同時服用中西藥、維他命之後，當劉醫師詢問父親：「有好點嗎？」已經一段時日完全無法發出聲音的父親，居然脫口說出話來：「沒感覺耶。」頓時，我在劉醫師的診療室裡高興得跳了起來，父親居然發出聲音來，不再是很喘的氣音。但另一波的考驗卻正在醞釀中。

聲音出來，就能夠自己吞食了

因為我急著帶父親北上給劉醫師看診，所以老人家一直沒有在復健科做過電療。當父親再回到復健科看診，開心的發出聲音時，連治療師也非常驚訝。但第一次進行電療時，卻因為父親突如其來的休克過敏反應而中斷了。原因是前一個小時，父親進行了膽汁引流管內視鏡攝影。

從復健科到急診室漫長的通道和急診過程中，我向劉醫師報告整個急救過程，而劉醫師也仔細說明父親可能面臨的情況，以及醫師即將進行的處理方向，並且再三來電關心父親的狀況。劉醫師正確的研判，成為幫助我們度過急診室夜晚的強大支柱。

在急診室進行抽血及尿液檢驗結果，父親的白血球指數幾乎與常人無異，但由於突然發燒，急診醫師顧及父親年歲已大，加上可能是因為膽汁引流管內視鏡檢查時，引流管內膽汁迴流造成的細菌感染，所以為他打了抗生素，且需要完成七至十天的抗生素療程。接下來的七天總算是有驚無險，一再的抽血檢驗、電腦斷層掃描之後，父親再無異常指數出現，只是一天三針的抗生素，讓人擔心父親已漸恢復的體力會再度流失。出院後第一件事，我便直奔劉醫師診所，所幸**劉醫師說：「放心，聲音出來，就能夠自己吞食了。」**縱使父親半信半疑，鼻胃管灌食也還在進行中，我卻是「心上一顆超大巨石落了地」，感覺輕鬆了些。

自行吞嚥是比電療更好的治療

復建科治療師依然對父親的聲音恢復速度感到驚訝，除了發聲練習、頸部運動之外，更嘗試讓父親進行流質物吞嚥測試，由半流質到最危險的清流質「水」，治療師十分滿意父親的吞嚥狀況，並建議拔除鼻胃管。她說：「如果自行吞嚥的進食量不夠，再把鼻胃管裝回去。」我們卻還猶豫地想著，是否等到漸進式的越吞越多後，再拔掉鼻胃管會更好，體力也消耗較少？之後，父親已可以喝約250毫升的流質物，但治療師反而問：「怎麼喝那麼少？自行吞嚥是比電療更好的治療。」

終於決定拔除鼻胃管

我們再度回到劉醫師的診所就診，還沒來得及向他報告父親的最新情況，劉醫師在診療後就對父親說：「虛驚一場，你一定能吞。」因病怯懦的父親疑惑地反問：「真的嗎？」這一刻我已下定決心，確定要把鼻胃管拔掉。經過一整天的練習，父親已經可以自行吞嚥六餐了，但他說：「喉嚨裡有一條管子，不好吞，卡卡的。」也開始擔心隔週的耳鼻喉科門診換鼻胃管時，會不會有令他驚恐的內視鏡檢查。父親的心情雖然低落，但仍然很努力地嚥下甜膩的管灌食品。而在經過有更換鼻胃管經驗的好友，勸說拔掉鼻胃管的方式和好處之後，父親終於決定要拔除鼻胃管。

拔除鼻胃管至今，父親的體力雖然無法與患病之前相提並論，不過身體卻有很明顯的進步。當初就診時，劉醫師曾明白指出，父親的狀況並不樂觀，要我們有心理準備，這個心理準備讓我在父親的就診過程中從不敢掉以輕心。我也知道「要父親完全好」是件很困難的事，只想在治療過程中，讓老人家舒服些就心滿意足了。

神為我們開啟了另一扇窗

從8月以來進出南北醫院住院的經驗，以及父親在診治過程發生的遭遇，至今我還是心有餘悸。就算各科醫師及病房護理師再親切，各個科別固定模式的診治方式，還是讓人心中湧出陣陣寒意。雖然面對重重的挫折，神果真為我們開啟了另一扇窗，不僅使我們看見劉醫師不吝惜的付出關懷，也親身體驗父親在劉醫師的診治下，他的身、心、靈確實逐漸獲得平衡。

劉醫師診治說明

西醫有一個非常大的盲點，就是一科一科分得太精細了，所以心臟科、胸腔科、腸胃科需要會診，需要一起討論患者的病情，再各自分開做用藥建議。中醫或許有很多缺點值得檢討，但其理論是不容被忽視的。有時在診治患者疾病遇到瓶頸時，將中醫理論拿出來運用，有時「用中醫的理論」做「西醫的治療」，真的還滿有幫助的。

在這位患者身上，我們看到的主病是「火剋金」，其他症狀都是衍生出來的。患者因心肌梗塞裝了支架，表示老天在警告他身上的動脈出了問題，硬化了、阻塞了，提醒他要趕快解決這些問題。裝支架是一個急救手段，並不是從根本解決問題的方法，若不做後續處理，「心」也就是「火」，一定會繼續再出狀況，「火剋金」的狀況自然會產生，連帶著呼吸系統，肺、氣管，包括聲帶，也會連續出問題；此時，如果單純治療氣管、聲帶……

等，一定效果不彰。「木生火，火生土」，因為未能「滋腎水以平心火」，「心火」過旺，當然會導致「肝木」、「脾土」都產生問題。

針對體質虛弱的患者，一定要溫和的補，即使補充維他命，都要從小劑量開始，因此，我們使用螯合療法合併幹細胞理論療法，一方面溫和的補充各類營養素，一方面排除體內重金屬，為全身的動脈硬化做適當的改善，同時使用傅爾電針與藥物診斷學選出低劑量的降血壓藥物，讓患者的血壓維持在140／80以下，同時使用低劑量的精神科藥物，幫助患者平穩激動的情緒，再合併使用「滋腎陰，平心火」的中藥，患者的症狀終於一一改善了。他會說話了、會吃了、呼吸順暢了、不會生氣了、會笑了，他終於康復了。

12 如華陀再世 治癒我的疑難病症

案主：李先生（三十一歲，海產大盤商，臺北市）

困擾李先生十多年的胸悶、胸痛和心悸，從中醫角度看，是標準的「心腎不交，水火不濟」的個案。從西醫來看，是「心絞痛合併心律不整」。因此，使用「滋腎陰」和「平心火」的中藥，西藥部分只使用螯合療法合併幹細胞理論療法，和李先生所需要的維他命。結果，李先生的胸悶、胸痛、心悸等症狀都慢慢改善了，眉毛也長出來了。因為「心火平」，「金」不再為「火」所剋，所以「金遭剋」所造成的肚子絞痛與腹瀉現象（大腸屬金）改善許多，也不再容易感冒（肺屬金），體力很明顯的進步了。

患者與家屬經驗分享

多病的童年

我一出生就帶有黃疸症與蠶豆症。自有記憶以來，爸媽必須輪流帶我到小兒科診所看病，每週都需要看醫師三、四次，而且經常發燒，一燒就高達四十幾度，需要全身擦拭酒精；發燒時，日子就在迷迷糊糊間度過，幾乎整個童年都這樣。青少年時期，雖然發燒的症狀減少了，卻出現暈倒的狀況。當時我報名參加學校的足球隊，經常在跑步時暈倒。隨著漸漸長大，發燒及暈倒症狀都陸續消失，只是每天都覺得好累，渾身沒力氣。一直到了高中，我終於接受了自己的身體狀況和一般人不同的事實。

年紀輕輕就罹患心臟病

十九歲那年，我原本要到法國留學，後來因為辦理緩徵未過，只好返國入伍。在新兵訓練營出操時，第五天就暈倒，被送往一家醫學中心心臟科做傾斜床測試，結果一做完，隨即嘔吐、暈倒。醫師證實我罹患心臟病，還有心律不整、狹心症與迷走神經昏厥等症狀，並且說：「目前雖然不必動手術，但你可能要吃一輩子的藥，一旦發生心臟揪痛、悶痛的情形，務必馬上回診，再決定是否開刀處理。」就這樣，我在這家醫學中心看病、吃藥三年，身體狀況卻還是時好時壞。

陽萎、疲累不堪、心臟揪痛與悶痛

退伍後，因為工作需要，我必須每天熬夜加班。上班時間從晚上十一點到隔天下午三點，下班後還要應酬，身體每況愈下。不僅眉毛掉光了，還臉色暗沉，眼眶發黑活像隻熊貓；更糟糕的是，才年紀輕輕就陽萎。每天疲累不堪，心臟揪痛、悶痛的頻率越來越高，幾乎一整天都在痛。公司狀況穩定之後，我改為正常上下班，但心臟病症狀並未因生活型態改變而有所改善。

五大袋藥物該怎麼服用？

我從小到大看過的醫師應該超過二十個吧。由於西醫分科很細，每次只要到醫院掛號都要掛上五科。心臟病看心臟內科，胃病看腸胃科，皮膚病看皮膚科，陽萎看泌尿科，肝不好看肝膽科。**多年看病的經驗，讓我感覺那些專科醫師就像公司的經理一樣，好像都只懂自己部門的業務，對其他則一無所知。我花了整天時間看病，各科醫師各開各的處方，卻不為我會診，也不會告訴我，這五大袋藥物該怎麼服用？藥物之間會不會互相排斥，或是產生過敏反應和副作用？**

我曾向幾位醫師反應，他們一律制式的回答：「這個問題無解，要不然，你自己嘗試輪流拿掉某一顆藥物試試看。」真是讓人無語問蒼天。後來，我還真的嘗試拿出某些藥物不吃，但也不知道有什麼不一樣，總之，藥效仍然不彰。

我的身體越來越衰弱，最後我決定不再吃任何西藥，改看中醫。中醫師說是心臟、腸胃、腎臟都有問題，於是我又服用了半年的中藥，但身體狀況也沒有改善，頂多是症狀不再加劇。最後，我絕望到連中醫也放棄了。

治療疾病立即見效

2007年冬天，我第一次到劉醫師的診所看病，他用傅爾電針檢測後，仔細的將所有病症都講述給我聽，並在經過中醫師會診後，開立了一週的處方藥及維他命。直到現在，我還清晰記得這次不可思議的經驗。

那日，我回家後服用藥物，不到半小時，鼠蹊部就開始劇烈疼痛，我非常擔心為何會有此反應。學營養的老婆告訴我，這可能就是所謂的「好轉反應」，要我無須憂慮，安心用藥。後來，**雖然每次吃藥還是會痛，但疼痛程度越來越輕、時間越來越短，疼痛的部位也會漸次移轉。我真的太驚訝了。劉醫師怎麼可能在這麼短的時間內，精準的診斷並治療我的疾病，最重要是，立即見效。**

後來，我因為拓展事業，工作非常忙碌。雖然有一段時間沒到劉醫師診所看病，但心中深知劉醫師確實對我有很大的幫助。

我再度向劉醫師報到，是因為鼠蹊部嚴重出了問題，以及心臟持續疼痛、胸悶、胸痛與尿不乾淨等症狀。除了服用藥物外，劉醫師建議我合併使用螯合療法。注射約莫二十分鐘後，我就覺得心胸豁然開朗，擁有前所未有的舒服感；**更有趣的是，有一種很強烈的不想再抽菸的感覺。以前在游泳後，會有一到一天半的時間不想抽菸，而在打完螯合療法後，我竟然可以三天以上不抽菸。**

之後，我又接受螯合療法合併幹細胞理論療法的治療。打完第一針後，體力變得很好。平常到晚上八、九點就會覺得很累，現在竟然可以熬到半夜且持續三天。打到第五針後，我的黃疸改善許多，原來黃褐色的眼白開始變白、黑眼圈變淡，鼠蹊部發炎疼痛的狀況也減輕了，本來深黑暗沉的臉色慢慢恢復正常。

妹妹也一起來看病

妹妹看到我的情形後，也找劉醫師看病。她最嚴重的症狀是頭痛，每天都需要服用百服寧之類的藥物。有時，即使一天吃六顆都無法鎮住頭痛。

結果，她第一次服用劉醫師開立的藥方後，跟我的反應一樣，居然頭痛到想吐，不可思議的是，隨著服藥次數的增加，她不用再吃百服寧了，頭痛的症狀也越來越緩解。

有了我與妹妹親身的體驗，我開始從不同面向來瞭解另類醫學，我得出一個結論：「真正有效的醫學，永遠走在當代人們對它的認知之前。人們因為無知與不解，經常會錯失對自己身體有效的醫療方法。」我覺得劉醫師像「華陀」，只服膺主流醫學的醫師像「曹操」，我們這些願意嘗試接受另類醫學的患者則像「關羽」。當年關羽受箭傷，因為信任華陀並且願意接受他的刮骨療法，所以存活下來；而曹操因頭部劇烈疼痛，華陀建議頭部開刀，他竟然以為華陀要害他而殺死了這一代名醫，結果曹操最後還是因為頭疾而不治身亡。

我認為劉醫師是位醫學先知，因為他的醫療觀念走在大眾前面，又非常有耐心的引領我們進入這神奇的領域。我常笑說，自己成了他另類整合醫學的信徒。

最後，我要再次衷心的感謝劉醫師：「能認識你是我的福氣。」

劉醫師診治說明

中醫云：「腎主先天氣。」從李先生的病情判定，他是一個先天自體免疫功能不良的患者，也就是「腎陰虛」的患者。中醫的五行學說清楚載明：「心腎不交，水火不濟。」大腸、皮膚、眉毛的疾病是屬於「火剋金」的症狀，黃疸則是屬於「腎水不足以榮肝木」的症狀。

這次他來看診，是因為鼠蹊部劇烈疼痛，我用傅爾電針檢查的結果，判定他是因為副睪炎所造成的。我使用傅爾電針與藥物診斷學選用適合他的抗生素，再合併使用中醫師開立的「滋腎陰，去濕熱」中藥，同時治療發炎、暈眩、耳鳴等症狀；經過兩個月的治療，終於完全解決他數年的疼痛問題，至今未再發生。

治療初期，他在服藥後，鼠蹊部會開始劇烈疼痛，後來每次吃藥還是會痛，但疼痛程度越來越輕，時間越來越短，疼痛部位也漸次移轉，這個現象就是「好轉反應」。在疾病恢復的過程中，如果有發生好轉反應，就會恢復得更完整、快速。

至於困擾李先生十餘年的胸悶、胸痛和心悸，從中醫角度看，是標準的「心腎不交，水火不濟」的個案。從西醫來看，則是心絞痛合併心律不整。因此，使用「滋腎陰」和「平心火」的中藥，西藥部分只使用螯合療法合併幹細胞理論療法，以及李先生所需要的維他命。結果，李先生的胸悶、胸痛和心悸症狀就慢慢改善了，體力也明顯進步了。「肺、大腸、皮毛」屬「金」，「心」屬「火」，掉眉毛、大腸絞痛、腹瀉、容易發燒感冒……等，在他身上都屬於「火剋金」的症狀，所以在「心」的症狀改善後，李先生的眉毛長出來了，肚子絞痛與腹瀉現象改善許多，也不容易感冒。

李先生一出生就有先天性的黃疸與蠶豆症，中醫云：「腎水不足以榮肝木。」所以「滋腎陰」後，「肝」的症狀自然就可以改善，黃疸慢慢退掉了，眼睛的結膜也恢復正常顏色。

在這篇文章中，李先生以自身經驗描述在醫學中心就醫的過程與心路歷程，是相當不愉快的。**專科制雖有它的缺點，但也絕對有它的優點。我很慶幸能夠對他的疾病有所幫助，不過，也是因為各個專科醫師對他的病情進行分析與檢查，讓我們能夠整合這些資料做綜合研判，並合併運用西醫、中醫及其他另類醫學方法來為他治療疾病。當然，我希望各個專科醫師也能嘗試瞭解其他科的優點與死角，不只是中西醫應該相互瞭解對方的醫學知識與學問，只要對人類健康有幫助的，即使是一直被主流醫學輕視的另類醫學，都應該敞開心胸廣泛學習，才能相互截長補短，幫助更多的患者。**

13 骨質疏鬆症導致骨折

案主：張媽媽（七十七歲，家庭主婦，臺北市）

張媽媽有容易骨折、膝蓋酸痛、抽筋、指甲斷裂、咀嚼時牙齒嚴重疼痛等症狀；這是標準因為老年腎氣虛所造成的骨質疏鬆，中醫認為「腎主骨髓」，此時必須中西合治、標本兼治。我們使用傅爾電針與藥物診斷學，選出最適合張媽媽的骨質疏鬆治療藥物，諸如「滋腎陰」的中藥，維他命D3及鈣、鎂等西藥，才能完整改善她的骨質疏鬆狀況，又不會造成患者血中的鈣、鎂、磷濃度異常。同時，使用螯合療法合併幹細胞理論療法，除了可以改善動脈硬化情況，更能排除骨髓中的重金屬，並加入可以取代重金屬又能增加骨質密度的鈣、鎂等兩價陽離子。在鈣、鎂、磷及維他命D3補充足夠以後，患者不再抽筋，其他症狀也獲得明顯的改善，早晨起床時不再下背疼痛，可以輕鬆自如的起床了。

患者與家屬經驗分享

不小心絆了一跤

我有每天早上持續運動的習慣，自以為身體很健康。有一天清晨運動後返家，走入家門時不小心絆了一跤，用手輕輕扶著牆壁站起來，手腕卻感到非常疼痛。我心想，只要泡過熱水，回床上休息一下就會沒事。沒想到，疼痛一直持續著，我開始覺得不對勁，才請家人送我到醫院做檢查。照過X光之後，醫師說是「骨折」，於是幫我在手腕上打石膏，讓我回家療養。

原來我是骨質疏鬆症

在醫院裡，我也做了骨質密度測定，我的骨質密度T值小於-2.5，合併骨折，屬於嚴重骨質疏鬆症患者。這讓我想到，我從年輕時就容易骨頭疼痛、抽筋，晚上睡覺時經常會磨牙。三十幾歲開始，指甲只要長出來，就會斷掉或裂開，牙齒只要咬到比較硬的東西，牙根馬上會覺得疼痛，甚至牙齒有時會裂成小碎片掉落。到了更年期後，情況越來越嚴重，我還以為是年紀大了的正常現象。我每天都跟這些症狀共處，生活品質越來越差，完全沒想到這就是骨質疏鬆症。

病癒後全身都感覺很輕鬆

醫院開了一些藥物，包括鈣片、維骨力等讓我服用。但三個月後，原有的症狀並無明顯改善，經朋友介紹，我來到劉醫師的診所看診。

我還沒說明自己的病情，劉醫師就以傅爾電針為我檢測相關藥物，並說我是標準的骨質疏鬆症患者，也清楚描述我的症狀，讓我很訝異。他除了開立中藥處方外，也特別強調維他命A、D3、E，以及鈣、鎂等幾種營養素對我的重要性。另外，他還使用螯合療法為我清除體內重金屬，使我的骨質疏鬆症狀有明顯改善。最棒的是，除了原有的症狀獲得明顯改善外，現在我早上起床時，全身都感覺很輕鬆。

劉醫師診治說明

很明顯的，這位患者是骨質疏鬆症患者，經過檢查，她嚴重缺乏維他命D3、鈣與鎂。事實上，缺乏維他命D3的患者，除了很容易骨折之外，最常見的症狀是：**夜間磨牙、抽筋，習慣性眨眼，睡覺時肌肉容易抽動、抖動，感覺好像被嚇到或要掉到床底下一樣。**

有毒重金屬在人體內有超過80%都是儲存在骨頭裡，當然會影響到骨骼內有益礦物質——鈣、鎂、磷等的排列，也會影響骨質密度。因此，運用螯合療法排除體內有毒重金屬，補充人體所需要的礦物質與維他命，自然能夠增加骨質密度，改善骨質疏鬆狀況。

中醫五行學說講得非常清楚，「腎主骨髓」，即是當人體腎氣不足時，容易發生骨頭的病變；老人家腎氣不足，以骨質疏鬆最為常見，脊椎部位也是骨質流失最明顯的地方，所以骨質疏鬆嚴重的長者便容易駝背。

因此，我們使用傅爾電針與藥物診斷學，選出最適合患者的骨質疏鬆治療藥物，諸如：中藥處方種類，維他命D3及鈣、鎂的劑量，以及螯合療法合併幹細胞理論療法中的營養素種類與劑量。隔不了多久，患者的種種症狀，如夜間磨牙、容易下背酸痛、咬到硬的東西牙根就會疼痛、指甲只要一長出來就會斷掉或裂開……等，都明顯改善了。

最重要的是，這位患者發現每天早上起床時，整個人感覺變輕鬆了。以往她起床時，要扶著腰轉側身，才能慢慢的移動身體下床；治療之後，隨便哪個角度都可以輕鬆自如的起床。但我還是勸告她，畢竟年紀大了，起床時，動作要慢一點，尋找一個最輕鬆的角度，比較安全。

14 手腳冰冷與情緒障礙

案主：張小姐（三十二歲，經商，臺北市）

手腳冰冷是現代年輕女性常有的症狀，西醫因為不知道如何治療，也就不太願意碰觸這個問題。西醫師告訴患者，解決這個問題的最好方法是保暖與暖暖包，有無效果，人人心知肚明。
中醫稱此症狀為「手足厥冷」，是「腎陰虛」的疾病；有些人雖是「腎陰虛」，症狀卻剛好相反，是「手足厥熱」，其實是因為「陰虛火旺」，與人握手時，因為四肢煩熱，別人會感覺這種人的體溫非常高。這兩種狀況都是「腎陰虛」，治療時都要「滋腎陰，補腎氣」，讓溫、暖、熱由丹田自然發生而走向四肢，四肢厥冷者必定得到改善。手足厥熱者的「陰虛火旺」也可以得到改善，火不旺，手足厥熱自然降溫到正常。
針對此案例，我們一方面用極低劑量的心律不整藥物，治療心律不整及心臟缺氧的問題，一方面用極低劑量的精神科藥物治療情緒問題，兩者均為治標。而根本治療是使用中醫「滋腎陰，平心火」的藥方，再搭配花精療法，使患者所有的症狀都得到緩解，情緒平穩，笑容出現，手腳不再冰冷，人生也充滿希望。

患者與家屬經驗分享

自小是小兒科和牙科的常客

自我出生以來，身體就一直不好，時常感冒。印象最深刻的是，幼稚園只上了半個月就生病半年，因此我沒上幼稚園，直接上小學。我是小兒科的基本顧客，醫師幾乎變成我小時候最好的朋友。還有，從小我老是蛀牙，一直不停地看牙醫，到現在仍然是牙醫的常客。

容易餓、吃不停，成了病懨懨的胖子

印象中，上小學時，我走到哪裡都在流鼻涕，常常抱著衛生紙，非常容易疲倦；一直到國中，我仍然精神不濟，並且突然胖了10公斤左右。國中、高中時，經痛非常嚴重，月經來時一動就會吐，也常常眼前發黑，平時的婦科分泌物也非常多。高中時，我開始減肥，但減肥後不久還是會胖回去。

我非常容易餓，因此要不斷吃東西，但怎麼吃都不覺得飽，所以一直發胖，曾經一度胖到快70公斤。即使積極運動，控制食慾，也無法減重。

後來有一陣子，我的心情很不好，情緒反覆低落又高漲。朋友看我情況不對，建議我去看醫師。結果，看了醫師、吃了藥，讓我一天睡十六小時。持續服用一段時間後，我漸漸覺得身體越來越虛弱，才走幾步路就需要休息一下，醒的時候總是恍恍惚惚，像在睡覺一樣，並且一直發胖。同時，我的月經失調，隔三個月才來一次。雖然醫師告訴我，服藥後的昏睡以及種種副作用，只是正常反應，但我想了又想，不能讓身體這樣繼續虛弱下

去，決定不再服用這些藥了。

夏天手腳冷冰冰，我到底怎麼了？

四、五年前，我開始會怕冷。我的腳永遠是冷冰冰的，即使是夏天，只要脫下襪子，腳趾甲的顏色就會白白紫紫的。最近兩、三年，只要氣溫低於攝氏20度，我就要穿兩、三層褲子。我仍然易胖、易餓、多夢；夢境很精采，醒來時都還記得做過的夢。

因為先前服用西藥的不良經驗，我後來看病時都偏向選擇中醫、整脊師、推拿師、針灸師等。光是為了手腳嚴重冰冷的症狀，總共看了大約二十多個治療師，測過腦波、頭髮、經絡……等。我也做過全身健康檢查，除了過敏指數稍高，有尿蛋白外，其他一切都正常。另外，我也看過專門開立維他命的營養師，吃過許多營養品及健康食品。但是，不管他們如何診斷或治療我的疾病，我的腿卻是越來越冰，完全無法改善；同時還是有心跳慢、血壓低，且不容易流汗的症狀。

尋找另類醫學療法的醫師

後來，一位朋友建議我，要注意身上重金屬如汞、鉛的累積，以及甲狀腺低下的問題。我上網查「重金屬」，找到一家診所去做重金屬檢測，等待結果要二至三週，我就再上網查「螯合療法」，查到劉醫師的網站，馬上到書店買了劉醫師的著作《你不可不知的另類健康法》。我和母親一起閱讀，**對於書中介紹的多種另類醫學療法的卓越療效深受吸引。書中並不誇大單一療法的療效，並承認每種療法都有它的極限**。看完後，我們決定去會一會這位另類醫學療法的醫師。

第一次看診時，劉醫師的桌上擺滿了瓶瓶罐罐，是過去沒有過的新奇經驗。一進診間，劉醫師問我：「網路上隨便看一看，就進來我們診所，不怕被騙嗎？」我心想，已經看過N次無效的了，也許這次會矇對吧。

在劉醫師開藥後，我只服用一週，就感覺到身體有所改善，腿比較沒那麼冰了。吃了大約三、四週的中西藥與維他命後，我就覺得身體的新陳代謝好像比較正常了，也比較會流汗了；我可以正常吃東西，不用擔心體重會增加，。

我對劉醫師的感覺是，**他講話一針見血，也會仔細聆聽我描述病情，我媽媽提問時，他也都耐心回答。最重要的是，他不誇大某種療法的療效，每種藥物均用儀器檢測，所以吃藥後都沒有不良反應。不像我以前吃中藥時，常常是某個症狀改善了，另一個症狀又跑出來**，例如長痘痘。因為我的體質很敏感，只要一吃到不對的藥，痘子就會冒出來。

令我大開眼界的醫學芳香療法

在劉醫師診所看診的過程中，我覺得最有趣的是精油。之前，我時常要深呼吸才能吸得到空氣，原以為是自己的肺活量太小，並不怎麼在意，但劉醫師告訴我，那是心臟缺氧的問題。劉醫師用精油塗抹在我的心包經上，幫我刮痧及拍痧，胸悶的症狀居然馬上就改善了。另外，我大腿外側肝膽經的地方長年有一大塊贅肉，又大又硬，在劉醫師幫我刮心包經與三焦經後，居然馬上軟化；這種醫學芳香療法真是讓我大開眼界。

在做了將近兩個月的中西藥合併療法與醫學芳香療法之後，不只從小到大的流鼻水症狀消失了，困擾我許久的手腳冰冷與胸悶問題也明顯改善很多，婦科的不正常分泌物量減少了，也比較會流汗，心情也開朗許多。

我看過許多治療師及醫師，覺得劉醫師真的很關心患者，是個可以信任的醫師。

劉醫師診治說明

中醫理論有一句「上醫治未病」，也就是說，最好的醫師是在患者的「病」還沒有惡化成為真正「可以被檢查出來的病」時，就將患者治療好了。而這也是預防醫學的真正精髓所在。

這位患者是一個標準「不是病」的病。西醫對這樣的患者，早期診斷為身心症或精神官能症，但往往在使用焦慮症、憂鬱症藥物後，也無法改善。患者只能無可奈何的在各科門診間遊蕩。現在，則改稱一個新名詞——自律神經失調。

人體健康最重要的是「剛好」，過與不及都是不對的。體溫過高叫發燒，體溫過低叫失溫，都有可能危及生命；甲狀腺素值過高叫甲狀腺功能亢進，值過低叫甲狀腺功能低下，血糖過高叫糖尿病，血糖過低叫低血糖，都是疾病，都是會要人命的。什麼叫作「正常人」呢？中醫說得最好，叫作「致中和」，而能夠做到「致中和」就是「腎」、「水」。「腎虛」即是「水不足」，會導致許多疾病的發生，因而「滋腎陰」、「補腎氣」就是治療疾病最重要的課題。

患者從小就體弱多病，屬於免疫功能不佳的體質。**在西醫看來，免疫功能不佳是不能隨便定義的，一定要抽血檢查結果異常，配合一些臨床特殊症狀，才能下診斷。但中醫認為，免疫功能不佳就是「體質虛」。在中醫的基礎理論中，有「腎主先天氣」之說，也就是腎氣不足會導致免疫功能不佳**；而患者從四、五年前就開始手腳冰冷，近兩年更形嚴重，符合中醫「手足厥冷」、「腎陰虛」的症狀，當然要用滋腎陰的藥，才是正確的處方。

患者從小時常看牙醫，不斷有蛀牙的情形發生。中醫有云：「腎主骨髓。」所以也是要從滋腎陰開始治療。不容易流汗，表示體內的水分代謝與排出產生問題。腎主水，當然也是要從「腎」治起。痛經在中醫屬於膀胱經問題，而膀胱經與腎經互為表裡經；另外，患者有情緒障礙的情況，「心主神志」，因此是標準的「心腎不交」、「水火不濟」，還是要從「腎」治起。

「急則治標，緩則治本」，當「心腎不交」、「水火不濟」發生時，我們治病的態度與原則是標本兼治。我們使用傅爾電針與藥物診斷學，選出最適合她的治療「心」、「腎」之中藥方。西藥方面，我們以極低劑量的心律不整藥物，來治療心臟缺氧的問題；並使用極低劑量的精神科藥物，治療患者的情緒問題。如果從精神科的角度來看，如此低的劑量是沒有意義的，但加上使用「滋腎陰」、「平心火」的中藥，再搭配醫學芳香療法，改善她藏在內心深處的一些情緒困擾，慢慢的，患者所有的症狀都得到緩解，情緒也平穩了，笑容也可以從內心深處顯現出來，生活品質日益改善，人生也充滿了希望。

15 飽受黃、白帶困擾十五年

案主：阿珍（化名，三十七歲，開店，臺北市）

我們使用傅爾電針與藥物診斷學，選出最適合阿珍的治療黃、白帶之抗生素，還有陰道塞劑、足量的維他命，來修復她受到疾病傷害的身體；再合併使用祛濕、解熱的中藥處方，終於使困擾阿珍十五年的黃、白帶症狀完全消失了。

患者與家屬經驗分享

無法解決黃、白帶，與陰道經年潮濕的問題

我結婚十年，在婚前五年已發現有白帶症狀，一直以為是正常現象，並不以為意。除非是陰道紅、腫、發癢，我才會偶爾看醫師、吃藥及塗抹藥膏外，其他時間都用衛生棉墊來解決白帶與陰道經年潮濕的問題。

婚後，我發現除了原有的白帶外，還開始出現黃帶，每天的量很多，而且陰道紅、腫、癢的情形越來越嚴重，也有明顯異味。於是，我開始到婦產科及相關的中西醫診所求診。婦產科醫師大都開給我一些陰道塞劑，塞過後可舒緩一些症狀，但無法根

治，時好時壞。中醫師也開過一些方劑或科學中藥，但服用後並沒有什麼療效，還有人介紹我吃蜂王乳，但都沒有用。

先生外遇，讓我憂鬱、失眠、身心俱疲

這十年間，只要有人介紹哪位醫師可以治療白、黃帶，我就前往求診，但始終無法解決問題。失望之餘，也覺得與先生行房毫無快感，有性冷感傾向，想分床，導致夫妻之間的性生活出現極大的問題。一年多前，我發現先生有外遇，身心陷入極大的痛苦中，開始有焦慮、憂鬱與失眠的狀況。

前往劉醫師的診所就醫之前，我每天固定服用心悸、憂鬱與焦慮症的藥物各一顆，天天都帶著極為疲憊的身心工作著，生活品質很差。我發現除了原先的婦科疾病外，又多了嚴重頭痛、胸悶、肩頸酸痛、小腹下墜感、無法久站、容易疲勞……等問題。

有一天，我在住家附近散步，看到劉醫師診所的招牌，突然心血來潮，心想何不再給自己一個機會試試看，於是走進診所掛號求診。

不可思議的療效

劉醫師以傅爾電針檢測，發現我有頭痛、暈眩、心悸、胸悶、黃帶、白帶等症狀。劉醫師也檢測出我的黃帶是細菌性感染，須以抗生素治療，因此以傅爾電針篩選適合我服用的抗生素，再以診所中醫部門開立的中藥複方讓我服用，輔以維他命療法，三者並行。結果第一週，我的黃帶不見了，陰道紅、腫、癢、痛的情形都減緩許多。第二週，白帶減少許多，小腹下墜感

不見了，心悸症狀有改善，疲累感也減輕了。第三週，頭痛和肩頸酸痛也明顯改善。第四週，白帶完全消失，工作時的體力與精神都變得很好。

我覺得非常不可思議，於是介紹有相同困擾的同事，還有我的女兒，一起到劉醫師的診所求診。劉醫師也以傅爾電針為她們篩選出適合服用的藥物，後來她們的婦科疾病也都獲得滿意的改善。

劉醫師診治說明

當婦女求診主訴陰道有黃、白帶與異味難忍等症狀時，西醫大都認為陰道潮濕是疾病主因。潮濕會造成黴菌感染，而後再因PH值改變，造成細菌感染，因此西醫會建議婦女每天使用衛生護墊，吸收陰道的潮濕水分，以保持乾爽；情況較嚴重者，再輔以陰道塞劑，大多使用治療黴菌的複方塞劑或優碘塞劑。

不過，中醫認為白帶為體內的濕氣或濕熱造成，必須去濕熱，才可避免黴菌滋長；隨著白帶消失，細菌也就不易孳生，黃帶才有治癒的機會。

若分別以中、西醫單獨治療，因兩者皆難以完全對症下藥，是無法解決阿珍的黃、白帶問題的。因此，應該同時以中藥去濕、西藥消炎，並補充維他命，治標也治本，才能達到真正的療效。

因此，我們先使用傅爾電針與藥物診斷學，選出最適合阿珍的治療白帶之抗生素、陰道塞劑以及足量的維他命，以修復患者長期受到疾病傷害的身體；再合併使用祛濕、解熱的中藥處方，終於使困擾阿珍十多年的黃、白帶症狀消失了。過了好久之後，偶爾經過她的店面時，看見她每天都能夠站著做生意，實在為她感到欣慰。

婦女的黃、白帶症狀雖然不是致命的疾病，但長期的慢性發炎容易導致女性罹患子宮頸癌。且對大多數女性而言，黃、白帶會造成生活上極大的困擾與不便，嚴重的話，一定會影響夫妻間性生活的品質。現在，阿珍的婦科疾病治癒了，重新建立夫妻關係指日可待。

16 腎病症候群的療癒之路

案主：朱小姐（三十六歲，公務員，臺北市）

患者的腳水腫如象腿，小腿長了六個膿瘡，還有青春痘、心悸和心慌等症狀。這是一個標準腎病症候群的患者，可惜的是遭到誤診誤治，增加了許多處理上的麻煩。提升免疫功能是第一要務，因此我們使用螯合療法合併幹細胞理論療法，讓她身體有足夠的營養素後，腳部的嚴重水腫很快就消除了，六個膿瘡一個個康復；滿臉的青春痘與長年累積的痘疤幾乎全部消失；喉嚨的痰音不見，也不再咳嗽了。改善自體免疫功能異常的體質，有助於腎病症候群的緩解及預後；改善動脈硬化的問題後，胸悶、心悸和心慌等症狀也消失了。她的腦筋清醒，體力和精神全變好，人也明顯變漂亮了。

患者與家屬經驗分享

吃西藥容易過敏

我從小就容易感冒、喉嚨發炎，不停地在兒童醫院及診所就診，大都服用抗生素治療。到了國中時，我的感冒頻率更高，經常兩週就發生一次，有時前一次的感冒尚未痊癒，又發生新的病症。

更可怕的是，我開始產生過敏反應，服藥後經常發生眼瞼紅腫到眼睛睜不開的症狀。於是，我在家附近的診所與地區醫院間不斷的換診，醫師們雖然重視我的過敏情形，但處置方式只是一直讓我換藥、試藥、再換藥，沒有一次能保證換新藥後就不會再過敏。我就像白老鼠一樣，每次吃藥就像在摸彩，深怕眼睛又會紅腫，又得再過幾天類似眼盲的生活。反覆的眼瞼紅腫過敏，也使我開始懷疑西醫師的專業性，之後不但感冒不再找西醫看病，更種下我此後生病不願在第一時間找西醫就診的惡果。

滿臉痘花的青春期

國中時，我的兩頰與下巴都冒出大量的青春痘，開始了我青春期的煩惱；我曾經看過幾次皮膚科，但都只是短暫有效而已，一旦壓力大或太過忙碌，尤其是生理期前幾天，痘痘便不斷冒出來，且不時發癢。

高中時，有人建議我擦某種號稱具有強力療效的藥膏，但在長輩的勸告下，還是選擇從體內調養。接下來，陸續看了幾位中醫，但始終沒有太大起色，青春痘一次又一次冒出來，臉上也留下了許多痘疤。我從失望到絕望，最後只好以消極不理會的態度面對，但自卑感依然深藏在心底。

除此之外，我自認為身體狀況還算普通，能兼顧課業與社團。尤其是社團需要大量時間練習，我也都能樂在其中。只是不太能夠熬夜，每次晚睡之後，都有快要感冒的感覺，疲倦感也會持續好幾天。

大學畢業後的幾年間，我的工作一直非常忙碌。初任公務員那年，我的背上長了帶狀泡疹，在熟人的介紹下到南部治療，用草藥敷貼在手腕上。這次的運氣非常好，兩、三天就完全痊癒，沒有受到痛苦的折磨。

工作壓力大，必須經常熬夜

我的工作內容相當繁雜，時效性高，所以壓力很大。因為經常有需要思慮周全的案子，而白天在辦公室又會有雜事干擾，只能帶回家，在夜深人靜獨處時專心思考，是個既需要體能，又必須腦筋清醒的工作。大概從幾年前開始，我經常會覺得吸不到空氣，一直以為是喉嚨長期有痰所引起的問題；也曾發生過類似心悸、心慌的症狀而差點暈倒，但為了完成眼前的工作，我通常都不太理會這些身體的警訊，頂多休息一下，就打起精神繼續做事。

這兩年間，我感覺身體在走下坡。因為公務員必須進修及考試，但體力不足就無法全心投入，情緒也受到影響；睡眠情況也越來越差，做任何事老覺得心有餘而力不足。

用拔罐治療牙痛

接著，我的牙齒也出現問題，總覺得牙齒與牙齦在隱隱作痛。食物碰到牙齒時，就像觸電般疼痛，之後疼痛就成了常態，我時常在半夜痛醒，便再也睡不著。奇怪的是，疼痛的位置並不固定。

從牙科換到神經內科都無法解決問題，有醫師認為是牙齒的問題，還主張要拔除某顆牙齒，但明明並非固定那顆牙齒在痛，為什麼要拔呢？如果要拔，是否應該把痛過的牙齒都一起拔掉呢？還是每次痛哪一顆就拔那一顆呢？這些問題，牙醫師也不知道該如何回答。

後來，我在因緣際會下碰到一位拔罐療法的師傅，透過把脈，研判問題出在胃經，經過兩、三次的拔罐治療，牙齒再也沒痛過了。但因為之前的疼痛害得我不太敢刷牙，導致牙周病的情況越來越嚴重，只好再到牙科接受治療，前後一年多，共做了兩次牙周病手術才漸漸緩解。那時，我以為終於解決了一個麻煩，渾然不知還有更可怕的問題在後頭等著我。

治療腳水腫卻弄出六個傷口

兩個月前，我得了重感冒，但為了準備考試，得在工作之餘參加總複習班。有一天，我在補習班待了很長的時間，全程坐著；因為人多不方便如廁，只好喝很少的水，又憋尿；加上當天的食物太鹹。總之，所有對身體不好的狀況都同時發生了。

回家時，我發現兩腿肌肉繃得緊緊的，以為只是太累的關係。隔天早上起床，才發覺我的腳水腫了。小腿部分只比平時粗一點，但腳背卻腫得很厲害，手指按下去後的凹陷無法恢復，這是我從來沒有過的經驗，心裡覺得十分不安，但仍然繼續去上班。

下班後，我馬上趕到地區醫院的腎臟科就診。驗完血液和尿液後，醫師決定先觀察兩週，並開了利尿劑與幫助末梢血液循環的藥物給我服用。但幾天後，腳水腫的情況越來越嚴重，上午只腫到小腿，下午就急遽腫至腰部，且雙腿都腫脹到皮膚發亮，腳趾也脹痛得好像要裂開，讓我害怕得不知該如何是好。

情急之下，想起以前幫我拔罐的那位師傅，不知他能否處理這種症狀。師傅在我的左右腿各三個穴位上以艾草隔薑灸，想藉此將水腫排出體外，結果腿部確實有略微消腫，但卻弄出了六個不小的水泡，腫脹的腿壓迫著水泡不斷冒出水來。雖然我很小心的護理，但幾天後傷口還是出現感染化膿現象，並開始疼痛。

原來我患上腎病症候群

更慘的是，先前服用無效的利尿劑漸漸生效，開始可將身體水分排出，導致我必須經常到洗手間報到。但從下床到洗手間的幾秒路程，卻因腿部疼痛而需費時十分鐘以上，我才驚覺狀況不對。

好心的同事建議我，趕快到醫學中心就醫。醫學中心的醫師看完檢驗報告後，判斷是腎病症候群，最好立刻辦理住院，做腎臟功能檢查與病理切片，還說不可以再拖，否則嚴重下去會有洗腎之虞。但我認為在身體這麼虛弱的情況下，實在不適宜做腎臟病理切片這種侵入性檢查，如果選擇住院，情況就不是我能掌握的了，便決定暫不住院，繼續在門診看病就好。於是，醫師開了類固醇及利尿劑給我服用。坦白說，聽到這麼嚴重的病情，我嚇壞了。隔天，我在吃藥後，感覺天旋地轉，頭昏到幾乎站不住，同時渾身無力，再怎麼休息還是非常難受。

幾天後，我接到一位退休長官的電話。她知道我水腫未退，便要我上網去查劉醫師的診所，說她母親之前水腫嚴重，就是劉醫師治癒的。我上網查詢資料後，到書店買了劉醫師的著作《你不可不知的另類健康法》，發現他就是我們一直以來想尋找的醫師，於是即刻前往。

想不到醫師要我退掉掛號

劉醫師一看到我，就說我患的是腎病症候群，還問：「難道醫師沒有叫妳住院嗎？」**劉醫師要我退掉掛號，建議我回醫學中心住院，接受完整的治療，還說這種病一定要住院，使用白蛋白、類固醇和抗生素治療才會好。臨走前，劉醫師又以傅爾電針幫我檢測，寫了幾個藥名讓我帶給醫師做為開藥的參考。**

回到辦公室，在同事的幫助下，上網預約了另一家醫學中心下午的門診，醫師也同樣診斷為腎病症候群，但因當天來不及抽血檢查，因此醫師僅將前一家醫學中心醫師開立的藥物做了減量調整，並說先不要服用類固醇，也沒有強制我住院。

但我的體能卻日趨惡化，終於撐不下去而開始漫長的請假，之後進出醫院都需要母親陪同並拉著我的手，才能緩慢行走，情況真是悽慘。

當我回到醫學中心複診看檢驗報告時，醫師說，我得的並非最嚴重的尿毒症，也不是紅斑性狼瘡，我和母親大大鬆了口氣。後來，醫師順應我的要求，改採不服用類固醇的治療方法，開立利尿劑、治療三高與促進血液循環的藥物給我服用；我又問醫師，是否需要補充白蛋白，醫師說補了也會漏掉，所以不用補。

在這段期間，我也經人介紹到一家中醫診所就診，開始服用中藥，水腫症狀漸漸消除，但是速度很緩慢。另外，為了腳上的傷口，我在同一家醫學中心的整形外科就診，醫師開了敷料讓我在家每天換藥，但對於我傷口的復原情形非常不滿意，表示一定需要植皮，但植皮的成功率在40%以下，如果失敗要再植一次，而且至少要半年才會痊癒。

在接下來的日子裡，我疲於往返醫學中心及中醫診所之間，以及每日數次的換藥中度過。但我的身體仍然非常虛弱，連走到離家五分鐘路程的便利商店都會喘到幾乎昏倒。

醫師說：「妳怎麼又來了？」

母親又興起再次造訪劉醫師的念頭。見到劉醫師時，他劈頭第一句話就是：「妳怎麼又來了？」此時的我體力乏弱，不太能集中注意力，母親便直接代我說明目前的狀況，並希望劉醫師能夠為我做些什麼，來改善我的病情及腿傷。

劉醫師看過我的小腿傷口後，還是把我趕了出來，理由跟上次一樣。他很認真的說：「腎病症候群沒有得到完全控制前，血清白蛋白會過低。就算補充白蛋白時仍會排出體外，也要繼續補充，直到水腫消失為止。唯有如此，妳才有體力面對疾病。」因為再過兩週就要回醫學中心看檢驗結果，最後劉醫師說：「等到檢驗報告出來再說。」再次將我退掉掛號。

神醫妙手，把我的人生從黑白變彩色

在這兩週內，我的病情並沒有太大的進展。而在醫學中心看完門診後，我便拿著檢驗報告直接到劉醫師的診所，這時已是晚間六點多。

劉醫師看了檢驗報告說，這與他最初的研判完全相同，治療方向不需要更改，仍然需要住院就醫。但我與母親真的不希望去住院，所以懇求劉醫師說：「劉備三次請諸葛亮，最後成功了，我們也來了三次，拜託。」

劉醫師在檢測出我所需要的藥物後，二話不說，要我先打點滴及白蛋白。在注射的過程中，劉醫師還數度前來探詢情形。打完針後，走回家的路上，我首度感覺到小腿好像有了一絲力氣，居然可以不用母親拉我，就可以自己往前走，實在太神奇了。

在施打第三次點滴及白蛋白後，我腳上的六個傷口四周，開始冒出粉紅色肉芽。大約施打到第十次左右，醫學中心的檢驗報告也顯示出有好轉的情形。整形外科醫師也表示約四個月便可痊癒，並慫恿我植皮，但我真的不想做植皮手術，只希望傷口能快速平整地癒合，並能淡化就可以了；劉醫師也同意我的看法，並繼續治療，希望能夠滿足我的需求。

接著，劉醫師運用了幹細胞理論療法，抽取我的血液，在離心處理後，滴在傷口上再行包紮，傷口開始縮小面積，期間配合醫學中心整形外科的兩次清創，真的如我所願，在九次治療後（約三個星期），六個傷口奇蹟似的痊癒，令整形外科醫師非常驚奇。長出的新肉很平整，再配合擦劉醫師開立的藥膏，至今疤痕淡化的情況令我非常滿意。

另外，劉醫師也檢驗出，我除了腎臟的狀況外，心臟也有嚴重的問題，經過劉醫師以針劑、類固醇及中西藥三管齊下的方式治療後，心臟的症狀一天天好起來，水腫慢慢消退了，雙腿的顏色也從黑色逐漸變回膚色，身體日趨康復不說，整個人也越來越輕鬆快樂。經由劉醫師的神醫妙手，我的人生從黑白變彩色。能遇到像劉醫師這樣的好醫師，我真是最幸運的患者。

劉醫師診治說明

這個患者來到我的診間坐下後，表示是同事介紹，因為下肢水腫前來就醫。我叫她把褲管捲起來，看見小腿腫脹得像象腿一樣，左右腿各有三處用紗布包著，紗布取下後露出六個化膿的傷口。我想都沒想就告訴她：「妳的病是腎病症候群，這六個化膿的傷口是細菌感染，這種情況需要住院治療，並且要同時使用白蛋白、類固醇和抗生素治療才能控制病情，所以妳去住院吧。」

隔了一週，這位患者又來了。她說，上次沒去住院，醫學中心表示注射白蛋白也沒用，因為腎病症候群沒有好，白蛋白還是會由腎臟漏出去，所以只開給她利尿劑和抗生素，並進行抽血檢查。我再叫她把褲管捲起來，小腿依舊像象腿，六個化膿的傷口依舊存在。我還是告訴她：「妳去住院吧。」

隔了兩週，這位患者又出現了。她對我說，她還是沒去住院，病情也沒有進展；每天換藥時傷口仍然有膿，整形外科表示需要植皮，且單次成功率不高，至少需要半年時間才能恢復。

因為已經趕走她兩次，諸葛亮被三顧茅廬也就出山了，那就看吧。我告訴她：「妳這個病原本不麻煩，但妳笨到去找密醫，在低白蛋白、嚴重水腫的腿上使用灸法，結果造成傷口。此時施作者是混蛋，被施作者是笨蛋，因為水腫會造成血液循環不好，有傷口勢必會發生細菌感染。」

於是，我擬定幾個治療目標。**治標部分，使用抗生素及注射白蛋白，控制傷口感染及消除水腫。治療水腫的病因部分，則使用類固醇控制腎病症候群，讓腎臟不再把白蛋白漏出體外。同時，使用螯合療法合併幹細胞理論療法，改善患者的自體免疫功**

能，增加血流量，促進末梢循環，讓抗生素可以到達感染的位置。另外，補充大量的維他命、礦物質、胺基酸等營養素，讓身體有足夠的營養可應付恢復時所需的能量。

既然她不願意去醫院住院，診所也無法收留，她只好每天往返診所打針，注射白蛋白提升血中白蛋白濃度，口服及注射類固醇來緩解腎病症候群的症狀，口服及注射抗生素治療傷口感染。結果，白蛋白兩週共補了四瓶，類固醇一週內注射了四天，口服類固醇和注射抗生素共使用了八天，她那象腿般的水腫就全消了，化膿也不見了，傷口也乾淨了，後來只有在每兩週回醫院清創的時候，才使用兩天的抗生素。

既然細菌感染得到控制，如何讓傷口盡快癒合就是最重要的課題。我們每週兩次抽取她的血液，加以離心處理後敷在傷口上，慢慢的，傷口都變小了；一個月後，傷口全都復原了。但因為傷口太深，感染太久，所以在復原的傷口上還是有色素沉澱發生。所幸在後續的治療中，這些色素沉澱也慢慢變淡了。

在整個治療過程中，**我們同時使用螯合療法合併幹細胞理論療法，身體有了足夠的營養素後，她原本滿臉的青春痘及長年累積的痘疤也幾乎全部消失。在提升免疫功能後，她的喉嚨沒有痰聲了，也不會再咳嗽**；同時，也有助於腎病症候群的緩解及預後。此外，在**改善動脈硬化的狀況後，她的胸悶、心悸和心慌症狀也一一消失。她的腦筋清醒了，體力和精神也都變好。我告訴她，這叫作「因禍得福」，治癒一場大病後，把她的體質從根本改變了，當然所有的問題也就一併解決。**

她在十多年前曾得過帶狀泡疹，以我的經驗，只要得過這種病的人，免疫功能多多少少都有問題，尤其老年人更要小心，表示身體器官功能退化，本身原有的疾病很容易發生變化而造成遺憾，必須要好好調養身體。

17 樂觀面對類風溼性關節炎

案主：周小姐（二十八歲，商，臺北市）

患者的症狀包括：關節疼痛、腫脹、輕微變形、僵硬、疼痛，還有月經不順、胸悶、耳鳴等。診斷確定為類風濕性關節炎後，我們使用傅爾電針與藥物診斷學，選出最適合她的治療藥物為第一線類固醇及第三線藥物MTX。患者對藥物的反應快速有效，後來修改幾次類固醇的種類與劑量後，很幸運的，她的關節輕微變形復原了，不腫脹，也不痛了。此外，因為免疫功能改善了，患者的胸悶和耳鳴症狀也好轉了。

患者與家屬經驗分享

我是典型的藥罐子

從小我就經常生病，媽媽說我是典型的藥罐子，感冒、咳嗽從不間斷。國中時，只要周遭有人感冒，我肯定會被傳染。即使看過醫師、服用過藥物，咳嗽症狀始終不會有明顯的改善。從國中到大學期間，我總是一而再的反覆感冒。二十歲時，我得了一次嚴重的感冒，咳嗽得非常厲害，幾乎一咳就吐，這種狀況整整持續一個月，媽媽懷疑我是否變成肺炎，因此前往一家醫學中心做檢查，結果醫師說：「肺部沒問題。」但卻證實我有地中海貧血症。

二十三歲時，我幾乎一整年都在感冒，並且咳嗽不斷。沒多久，發現大腿的髖關節有些怪怪的，走路一跛一跛的無法伸直。媽媽帶我去看中醫，推拿兩到三次後，疼痛的狀況時好時壞。我對醫師說，關節的疼痛好像會跑來跑去，有時是手關節，有時是髖關節或膝關節。醫師驚覺不對勁，建議媽媽帶我去大型的醫學中心做詳細檢查。

於是，我前往一間家醫科診所做驗血檢查，醫師說：「類風濕性關節炎檢查結果呈現陽性反應，最好到大醫院再做一次檢查。」

確定我得了類風濕性關節炎

2007年，我在一家大型醫學中心做檢查，確定是類風濕性關節炎，並開始服用藥物。剛開始我並不相信，因此又到另一家更大型的醫學中心檢查，醫師再次確認我的病症。這次，我決定認真的看待這件事，也開始正常的服藥。但這家醫學中心的醫師非常忙碌，每天必須看很多患者，每次看病時都沒有多說什麼，只是開立藥方讓我服用。兩個月開一次藥，期間抽一次血，下次看病時順便看驗血報告，再依據驗血報告的發炎指數與病情，決定如何開立藥方，但每次開藥的劑量與內容都差不多。醫師要我再做一次自費的類風濕因子檢查，結果檢查值「超高」，更確定我是類風濕性關節炎。

然而，我繼續在這家醫學中心看病、服藥，總覺得病情沒什麼起色。小關節的疼痛可以忍耐，但每週發作一次的大關節劇烈疼痛，常讓我痛到無法入睡。發作時，連白天也一樣痛，簡直沒有辦法正常生活，常覺得人生很辛苦、沒希望，也害怕會連累家人。尤其是在服藥過程中，我常對醫師說，我的關節腫脹、僵硬，疼痛到已經無法像一般人那樣活動。但醫師只說：「這些症狀都是類風濕性關節炎的正常現象。」於是加開奎寧與止痛藥。但每次服完藥，只會覺得藥效過後痛得更厲害，接著醫師再加開MTX，但症狀仍然沒有改善，於是我決定停藥。其實，停藥之後，疼痛的頻率與程度跟服藥時也差不多。

中醫湯藥讓我上吐下瀉

後來，我嘗試去看中醫，剛開始先吃中藥粉，後來中醫師說自費湯藥的效果比較好，但是我才喝了兩次湯藥就上吐下瀉，只好去掛急診。更慘的是，從醫院回家後的連續三天，全身奇癢難耐，根本無法睡覺，只好去看皮膚科，並詢問原來的那位中醫師。居然兩位醫師都異口同聲叫我再喝一次一樣的中藥，如果喝完沒事，表示是我身體本身的問題；如果再次發生同樣的症狀，表示我以後都不能再服用這家中醫的湯劑。等到過敏症狀都改善後，我真的再次服用同樣的湯藥，結果一模一樣的副作用再次發生，從此之後，我再也不敢到這家中醫診所看病了。

停用中藥將近一個月時，媽媽從雜誌上看到一篇劉醫師的專訪，問我：「想到這家診所試試看嗎？」當時我並沒有馬上回應。直到有一天，手腕關節又紅又腫又痛，並且明顯變形，心想：「我完了。」我才下決心再給自己一次機會，前往劉醫師的診所。

劉醫師在檢測過藥物後，明確告訴我是類風濕性關節炎，並且說：「這麼漂亮的女孩關節變形，如何嫁人啊？」這是我第一次驚覺這種疾病的嚴重性，過去總是逃避面對，但現在我知道若再不好好治療，可能會拖累到家人。

所有的疾病都一起改善

在診所看完病後，劉醫師除了開西藥與維他命外，診所的中醫師也開中藥給我。用過藥的隔天，我在起床時嚇了一跳，因為這是我生病以來關節感覺最輕鬆的一次。接著，腫脹多時的手腕關節也消腫了，變形的關節漸漸恢復，對一個長期與疼痛、僵硬對抗的患者而言，我知道真的不一樣，連媽媽都說：「實在不可思議。」

只是服藥兩週後，關節疼痛的感覺又上身了。劉醫師在檢測後，告訴我藥物需要改變。於是，再次測出我需要服用的藥物。在服藥後，我的手腕關節感覺更輕鬆了，甚至完全不痛，整個星期都可以活動自如，就像沒有發病前的我。

在治療過程中，有時劉醫師檢測發現藥物可以減量，就會將藥物劑量稍作調整，雖然偶爾還是會有僵硬、疼痛的感覺，但是比起過去每週要發作一次的重大劇烈疼痛而言，絕對是小巫見大巫。

後來，劉醫師建議施打螯合療法合併幹細胞理論療法。我只有在每次症狀相對嚴重時施打，注射後精神明顯變好，呼吸順暢，關節的腫脹、僵硬也會鬆緩許多。雖然長期的類風濕性關節炎症狀，導致我的某些動作略有不順暢感，但對一個從四年前就開始要不斷面對劇烈疼痛的患者而言，在將近十個月的治療後，疼痛確實減輕太多了。至少每天早上起床時，關節大多是輕鬆自如的。

我體會到另類醫學與主流西醫的診斷與治療確實有很大的不同。在治療後，不只我的類風濕性關節炎有明顯的改善，原來月經不順、胸悶、耳鳴……等症狀，都因為治療類風濕性關節炎而被發現，並慢慢改善了。

在劉醫師診所治病的期間，最起碼，我開始覺得人生是有希望的。我知道這是會跟我一輩子的慢性病，我並不奢望可以被完全治癒，只要今生能和我的疾病和平共存，我就很滿足了。

從看診到現在，我真心覺得劉醫師是一個仁心仁術的好醫師，他會非常明確、實際且詳細的，告訴我病情與治療後所有可能的狀況。以前的西醫師每次都問我：「妳哪裡痛？」然後就看報告開藥；而劉醫師在我每次看病時，都會詳細看診、測藥，而且在我還未開口前就清楚瞭解病情的變化，我真的非常感謝他。

劉醫師診治說明

我有一位患者的女兒在北區某醫學中心檢查出有免疫功能疾病。雖然是同一個科別，有位醫師說她女兒罹患的是僵直性脊椎炎，另一位醫師卻說是類風濕性關節炎。兩位醫師都向患者說明，這兩種疾病的藥物治療重點不同，僵直性脊椎炎的藥物治療著重在腰部疼痛的緩解，而類風濕性關節炎的藥物治療著重在關節的疼痛緩解。兩人開立的藥物完全不同，患者問我：「該聽誰的？」

事實上，這位患者的先生就是一個同時罹患僵直性脊椎炎與類風濕性關節炎的患者，他們的女兒可能遺傳父親的體質。這也是我一直希望西醫不要分科太細的原因，或者即使做到了專科醫師，仍需偶爾兼看其他科門診，才能熟悉五臟六腑疾病之間的關係，因為即使同屬免疫風濕科，也會有類似的情況發生。

我在臨床上看過許多自體免疫功能疾病的患者，他們的自體免疫功能異常不只侵犯到某一個器官或系統，而是數種免疫功能疾病同時存在的。其實，這類疾病的治療方法都是一樣，西醫大多先使用第一線藥物，再依照患者服藥後的狀況，決定加減藥，或再依序使用第二線與第三線藥物。中醫師則依照患者的病情與五行診斷，來決定如何用藥，中醫認為「腎主先天氣」，免疫功能不佳大多與「腎」的功能有關，常以滋養「腎氣」的藥物來提高患者的免疫功能。

從另類醫學的角度來看，既然西醫認為肝是人體最大的免疫功能器官，而中醫又認為「腎主先天氣」，因此治療免疫功能疾病時，要同時改善肝、腎的功能與循環。在多年的臨床經驗後，我仍深信螯合療法合併幹細胞理論療法是改善全身器官與血管硬化的最佳方法。只要有效排除重金屬，即可改善血管硬化的程度，再合併使用維他命、胺基酸、礦物質與微量元素等，來改善細胞與組織器官的功能，並促使其再生與修復。一旦細胞恢復自癒能力後，自體免疫功能才有修復的機會。

在周小姐的病症確定為類風濕性關節炎後，我使用傅爾電針與藥物診斷學，選出最適合她的藥物為第一線類固醇及第三線藥物MTX。患者對藥物的反應快速且有效，令我也深感詫異。後來，後來修改幾次類固醇的種類與劑量後，很幸運的，她的關節完全沒有變形，也不腫脹、不痛了。

這件事讓我想起十多年前被我治療過的一位類風濕性關節炎患者。她來就診時，髖關節、踝關節、肘關節、腕關節已經嚴重變形。我告訴她：「妳來得太晚了。」因為我只能治療到她的類風濕性關節炎不痛，關節不再繼續變形，但是因關節變形造成肌肉肌腱拉扯的疼痛是永遠無法解決的。無論是她或我，對治療的結果都不會滿意的。

其實，在臨床上，我發現很多醫師對於自體免疫疾病的患者，一開始只給第二線藥物「奎寧」，而且持續很長的時間，有時會看到患者因為奎寧的副作用——皮膚色素沉澱，都快變成黑人了，但臨床症狀卻完全沒有改變。**難道類固醇一定是毒蛇猛獸嗎？臨床上，自體免疫疾病的患者使用類固醇，不是需要，而是必要，這是醫師一定要教育患者必須接受的事實。但是，如何快速找到針對不同體質的患者，選擇出一個適合患者服用的類固醇，則是我們必須要努力的方向。**

18 整合另類醫療讓我重生

案主：王先生（四十六歲，壽險業經理，臺北市）

初見患者時，他的臉色是暗黑與大紅色交雜，全身僵硬且浮腫，明顯是典型「心腎不交」、「水火不濟」的患者，罹患自體免疫功能異常疾病——硬皮症。患者也有糖尿病，目前是口服降血糖藥合併使用胰島素。此外，醫學中心診斷他已有早期肺部纖維化的現象，故使用化療藥物注射，造成患者嚴重頻尿及身心崩潰。所以，此時不只要治療他的硬皮症，也需要治療化療藥物的副作用，並控制他的血糖，同時調整他的自體免疫功能。治療方式包括中西醫整合療法、螯合療法和醫學芳香療法。在短時間內，患者的症狀就明顯得到改善，不久就重新回到職場，繼續面對人生。

患者與家屬經驗分享

檢查不出手掌疼痛的原因

2003至2006年是我事業最成功也最忙碌的幾年，但也因為工作壓力超大，讓我累垮了。三年前的一個早晨，我在起床時，發現雙手的手掌外側會疼痛。但因為我有小兒痲痺症，長期使用拐杖幫忙行動，以為這是正常現象，對於疼痛並不以為意。

但過了一個月後，我的手掌越來越痛，而且疼痛的面積遍及整個手掌。我驚覺不對勁，到新店一家大型醫院就診，醫師診斷我是神經壓迫導致的疼痛，於是讓我做神經傳導檢查，結果顯示神經傳導正常，卻查不出疼痛的原因。於是，我又到臺北一家醫學中心就診，同樣的，也為我做神經傳導檢查，結果也正常。醫師就開些止痛藥給我服用，要我回家觀察。

兩個月後，我的手痛到無法打開任何瓶蓋，心想不妙。這才回想起，小學四年級時，我發作過類風溼性關節炎，曾在這家醫學中心住院治療，吃類固醇吃到全身浮腫才控制住病情，出院回家。

我的自體免疫功能真的出問題了

在查不出病因的情況下，我想，既然小時候曾經罹患過自體免疫功能異常疾病，何不去免疫風濕科掛號看診，做抽血檢查。檢查結果，發現我的Anti-SCL檢查值為70，Anti-SSA也為正值。這兩者都應該是負值，表示我的自體免疫功能出問題了，一是硬皮症，一是皮膚、喉嚨、眼睛嚴重乾燥。這家醫學中心的醫師告訴我：「你可以去申請重大傷病卡，這種病一輩子醫不好，終生要服用類固醇與治療免疫功能的藥物。」

我上網查詢相關資料後，心情跌到谷底，我告訴老婆：「我得了絕症，永遠醫不好了。」因為瞭解類固醇會傷害肝與腎，因此醫師開立的藥物，我一顆也沒有服用。另外，我的血糖一直偏高，即使服用了降血糖的藥物，合併注射胰島素，我的飯前血糖值還是高達二百多，飯後血糖值則常在三百多左右。

改看中醫吃中藥

經朋友介紹，我到臺北另一家大型醫學中心的中醫部就診，看中醫、吃中藥，經過三、四個月，我發現自己的臉色越吃越黑，全身症狀也沒有改善，於是去檢查肝功能，GPT74、GOT50，我想是吃到含有重金屬的中藥，傷害到肝臟了。

我絕望到極點，接下來三個月，我不看病、不吃藥，直到我太太找到一家中醫診所，我想總要給自己一個機會試試看，再服用半年的中藥，雖然感覺療效不佳，但再去做肝功能檢查，已有變好一些。

重看西醫吃西藥

2007年10月我到第三家更大型的醫學中心免疫風濕科就診，醫師看我病情嚴重，便開立奎寧與其他免疫功能藥物給我服用。我向醫師反應，服完藥後會馬上嘔吐，醫師囑咐我將劑量減半服用，於是我依照醫師指示服藥，但還是會吐，醫師就吩咐我不用再吃了。

2007年10月，我在這家醫學中心做胸部斷層掃描，發現肺部下端已經纖維化了。於是，醫師開立化療針劑400毫克，每個月施打一次，從2007年11月到2008年4月共施打六次，中間還須配合服用免疫功能藥物與類固醇。到了2009年，針劑與藥物劑量都加倍，但症狀絲毫沒有改善。更可怕的是，我嚴重頻尿。我到泌尿科檢查，醫師說我的腎功能還算正常，但用量杯量每天的排尿狀況，發現我200～300毫升就想排尿，且完全憋不住，以前我可以400～500毫升尿一次，也可以憋得住；此外，更嚴重的是小便時都無法射遠而都滴在鞋子上。我想，這樣下去只有死路一條了。

另類診所的另類風格

2009年7月，有一天下班時，我在車內收聽朱衛茵小姐在飛碟電臺主持的〈下班女王〉，當天她採訪的是劉大元醫師。到家後，我仍然留在車內將訪問全程聽完，但因為不能重複聽，我只記得「大元某某診所」這幾個字，回家後立刻上網查資料，並決定到這家「大元聯合診所」試試看。

我懷著一顆充滿懷疑的心進入這家診所。因為我已去過太多醫院，看過太多醫師，覺得心灰意冷，就請老婆陪我去，幫我出主意。一踏進診所，就發現這裡與一般診所不一樣，像是一般家庭的大客廳，當天前來掛號看診的人很多，等了好一陣子才輪到我。當時我的症狀很嚴重：臉色又黑又紅、不斷咳嗽、一雙手掌疼痛無法彎曲、全身浮腫、肝功能異常、頻尿、飯前飯後血糖值均偏高。

我還沒有說明自己的病情之前，劉醫師先用傅爾電針篩選藥物，並清楚描述我的症狀與疾病，讓我真的嚇了一大跳，但也增加我對劉醫師的信心。劉醫師的幽默、熱情，更讓我化解了許多的疑慮與絕望，原本緊繃的心情也放鬆許多。

2009年8月中，我開始服用劉醫師開立的藥物，並配合維他命療法、中西醫整合療法，再施打小劑量的螯合療法。將近8月底時，我的病情已有改善，臉色不再那麼黑、那麼紅了。

讓我的人生恢復生機

到了9月，劉醫師決定開始為我施打螯合療法合併幹細胞理論療法，完整清除我體內的重金屬，並且補給多種維他命、胺基酸、礦物質等營養素，同時配合小劑量的荷爾蒙療法。在第三次的螯合療法合併幹細胞理論療法打完後，我發現原先在鎖骨下的兩片黑色皮膚已變成正常顏色，手與臉的皮膚也都變得乾淨而有光澤。同時，我的飯前血糖值已降到100～120，飯後血糖也降至120～140。劉醫師告訴我，要繼續口服降血糖藥，但施打的胰島素可以開始減量。

9月中旬再施打兩次後，我真的有脫胎換骨的重生感。連續三週密集施打螯合療法合併幹細胞理論療法後，效果真的不可思議。有時，我的飯前、飯後血糖值還會偏低，此時劉醫師就告訴我，只要服用降血糖藥就好，可以不用施打胰島素了。

直到10月下旬，我已經連續三週不需要服用免疫功能治療藥物與類固醇，且臉色發黑發紅、不斷咳嗽、雙手掌疼痛無法彎曲、全身浮腫、肝功能異常、頻尿、血糖等症狀都獲得改善。我清楚知道自己的心力與體力都已經變好，變軟的指甲又恢復堅硬，走路變得很輕鬆，眼睛明亮有神。三年幾乎沒有工作的我，又可以開始工作了。但我也清楚知道不能拚命，在重獲健康後，我更知健康的可貴。感謝劉醫師讓我的人生恢復生機。

劉醫師診治說明

我一看到這位患者，就知道他罹患自體免疫功能異常疾病——硬皮症，以下是他的治療方向。

西藥方面，最常用的自體免疫功能異常疾病治療藥物分為三大類，一是類固醇，臨床常用口服藥有數種；二是免疫調整劑，臨床常用口服藥也有四種；三是抗癌藥，最常用的為MTX。

我們使用傅爾電針與藥物診斷學選用藥物，發現這位患者適合的類固醇是Decadron和Rinderon兩種，便輪流使用。但是，找不到適合他的免疫調整劑。最後，我們在他的肝功能恢復正常後，又合併使用MTX。很幸運的，這位患者在被我治療一個半月後，已不需要再服用類固醇與抗癌藥了。

在中藥方面，這位患者剛到診所治療時，臉色是暗黑與大紅色交雜，全身僵硬且浮腫，是典型的「心腎不交」、「水火不濟」的患者。中醫強調「腎主先天氣」，因此以「補腎氣，滋腎水」為主，而「腎水虛」導致「心火旺」，因此需輔以「平心火」。我們開立治療心臟、腎臟為主的中藥方給他服用，兩者平衡後，肝陽上亢也得以解決。這也符合西醫的「肝為人體最大免疫器官」理論。

同時，我們採用螯合療法合併幹細胞理論療法。任何慢性病的恢復都需要大量的營養，包括：維他命、礦物質、胺基酸、微量元素以及抗氧化劑等。我們運用幹細胞療法的概念，把營養療法修正得更精準，以藥物診斷學為基礎，用量身訂做的方式，給予每位患者個人化的營養素處方。

此外，我們還採用醫學芳香療法。這位患者主訴疼痛需要治療，但我們堅決反對只為了止痛而使用止痛藥，於是先使用醫學芳香療法，依照疼痛部位的經絡走向，循經選擇歸經後適當的精油。很快的，他的手腕疼痛、肩膀痛以及腰痛，都馬上得到緩解，也讓他更有信心繼續接受另類醫學的治療。當然，用醫學芳香療法來解除疼痛，不僅是治標而已，對行氣與活血化瘀也都有助益，自然能加速疾病的復原。

青年型糖尿病患者若是口服降血糖藥無效，是需要注射胰島素治療的；而一般成年型糖尿病患者只需口服降血糖藥，即可有效控制血糖。但我們在臨床發現，許多成年型糖尿病患者到最後都無法單獨使用口服降血糖藥物來降低血糖，需要合併注射胰島素才行。不過，我們治療的很多患者，都可以因為自體免疫功能改善，而不需要注射胰島素，只需口服降血糖藥物，即可控制血糖。

這位患者小時候就得過類風濕性關節炎，長大後又罹患硬皮症；事實上，是他的自體免疫功能在不同年紀攻擊他的不同器官所導致。此時，需要徹底治療並調整他的自體免疫功能，而不只是治療他的硬皮症。因此，我們併用上述的醫療方法，讓這位患者的病情在短時間內得到改善，提升了生活品質。

這位患者直到現在仍在我們診所持續保養他的身體，讓他的精神和體力一直維持在最佳狀況，事業也重新回到以往衝刺的狀態。

附錄

讓我們活得好又活得老

用心思考國人十大死因與預防醫學

癌症是國人十大死亡之首

2012年，國人的死亡原因與人數比率，依序為：1.惡性腫瘤28.0%；2.心臟疾病10.9%；3.腦血管疾病7.1%；4.糖尿病6.0%；5.肺炎6.0%；6.事故傷害4.4%；7.慢性下呼吸道疾病3.9%；8.慢性肝病及肝硬化3.4%；9.高血壓性疾病3.0%；10.腎炎、腎病症候群及腎病變2.9%。

癌症被列為國人十大死因之首，絕對需要特別予以防範與治療。不過，各種不同的癌症，其致病原因、治療方法以及預後均不相同，把它們歸類為同一群疾病，是完全無法提供預防醫學做為參考的。

幾十年來，科技與醫學的進步能夠讓人類的死亡率逐漸降低，其中最大的原因是抗生素的發明與進步造成感染性疾病致死的病例大幅減少。可是，十大死因中的第五名竟然是肺炎，實在令人匪夷所思，到底問題出在哪裡？

為何肺炎與大腸癌的致命率快速成長？

十大死因中的心臟疾病、腦血管疾病、糖尿病、高血壓性疾病、腎炎、腎症候群及腎病變等，都是與動脈硬化相關性極高的疾病，也就是血管疾病。而中醫所述「心主血脈」，也就是與心經、心包經有關，屬於五行中「火」的疾病；另外，高居第五名的肺炎與第七名的慢性下呼吸道疾病，則屬於中醫五行中「金」的疾病，也是屬於「肺」疾病。

感染性疾病在現代社會屬於相對病因明確、治療有效的疾病，但為什麼只有肺炎高居十大死因的第五名，而沒有其他感染性疾病在內？又為什麼在癌症中，致命率成長最快速的竟是大腸癌？其實，無論肺炎或大腸癌，在中醫都是屬於五行中「金」的疾病。正如我一直強調的，因為「火」的疾病，也就是動脈硬化造成的疾病不斷增加，所以「火剋金」，也造成肺與大腸的相關疾病快速增多。因此，只要能控制好動脈硬化，「心」的疾病就能改善，「火剋金」的疾病當然也能迎刃而解。

近年來，**國人普遍情緒穩定度較低，精神科疾病患者的人數快速成長。雖然精神科疾病永遠不會進入十大死因，但它對國人的威脅與傷害卻遠大於其他疾病。事實上，這也是屬於中醫所謂「心」的疾病，可見得此類疾病在臺灣是如此普遍及氾濫。從這個角度去思考如何改善國人的身心健康，將是最迫切的事。**

多加注意血管動脈硬化的問題

現代主流醫學經常宣導運動的重要性，但事實上，運動能夠改善生活品質，但改變生命品質的效果卻很有限。

何謂「改善生活品質」？體力進步，身上的酸痛減少，生活舒適感增加，都可稱為提升生活品質。運動可以增加紅血球的帶氧量，可以供應細胞更多的氧氣，並不代表細胞會更健康，對於「改善生命品質」未必有效。

「生命品質」是身體的細胞是否健康，因為健康的細胞即使偶爾缺氧，還是可以承受缺氧所造成的傷害。「生命品質」好的身體，是不會無預警發生猝死的。

要知道，經常大量運動的人，紅血球帶氧量會增加，對於動脈狹窄的耐受度也相對提高，因此動脈變狹窄時應該呈現的症狀便不夠明顯。也就是說，要到動脈狹窄程度很嚴重時，才會出現症狀，有時反而會造成人體警報系統的失靈。

近年來，經常看到獲得冠軍的自行車越野選手、慢跑選手、籃球國手、職棒選手……等，各個不同年齡層的運動健將們頻傳猝死的案例。有些人年僅二十餘歲，大都是相對單純的青壯年運動選手，卻同樣因為心肌梗塞而猝死。這些案例告訴我們，運動可以改善生活品質，讓人體感覺更健康，但對於血管硬化造成生命威脅時，反而無法及時啟動人體警報系統。

我在此**誠摯的請大家多加注意血管動脈硬化的問題。以中醫的觀點來看，動脈硬化的疾病代表人的「心」出了問題。有一派學者認為，癌症與情緒有相當大的關聯，特別是怨恨；也有另一派學者認為，癌症與血液循環有極大的關係。無論你是否接受、是否相信，請回想一下周邊罹患癌症的患者，在得病之前，長期以來的情緒是如何？或者他們是否有氣血循環的問題？**

在治療疾病上，西醫的確有一些死角。我是學習西醫出身的醫師，面對這種情況，我只能多學習各領域的另類醫學來彌補。畢竟，如何治療人類的疾病並增進健康，是身為醫者永無止盡追求的目標。

臺灣出版界醫藥類最暢銷的書《真原醫》中，更明確指出「心臟的電磁場強度為腦的四千倍」，與我十多年來一再倡導「心」、「動脈」是人體健康最重要的因子不謀而合，更證實臨床觀察也是證據醫學的另一種模式。這十多年來，我因為發生「心肌梗塞」後，為了如何預防復發而做許多研究，發現只要「心」、「動脈」的健康情形得以改善，許多疑難雜症治療起來也就相對容易多了。而我與南部醫學中心做整合療法與心血管的研究，也是為了證明這些事實。

參考資料

參考書目

楊定一著（2012），《真原醫》，臺北市，天下雜誌。

劉大元著（2003），《你的醫療選擇權》，臺北市，暢銷書工作室。

——（2009），《你不可不知的另類健康法》，臺北市，書泉出版社。

參考網頁

http://multlingualarchive.com/ma/enwiki/zh_tw/psychoneuroimmunology

行政院衛生署網站，http://www.doh.gov.tw/。

國民健康局網站，http://www.bhp.doh.gov.tw/。

國家圖書館出版品預行編目資料

找對醫師吃對藥 / 劉大元著.
-- 初版. -- 臺北市 : 書泉, 2013.12
面；　公分
ISBN 978-986-121-844-1(平裝)
1.另類療法 2.健康法
418.995　　102012402

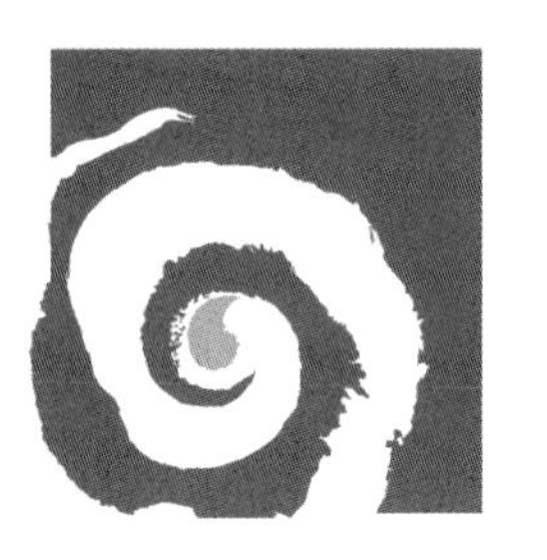

4902

找對醫師吃對藥

作　　者 — 劉大元（350.3）
發 行 人 — 楊榮川
總 編 輯 — 王翠華
主　　編 — 王俐文
責任編輯 — 洪禎璐、金明芬
封面設計 — 黃聖文
出 版 者 — 書泉出版社
地　　址：106臺北市大安區和平東路二段339號4樓
電　　話：(02)2705-5066
傳　　真：(02)2706-6100
網　　址：http://www.wunan.com.tw
電子郵件：shuchuan@shuchuan.com.tw
劃撥帳號：0 1 3 0 3 8 5 3
戶　　名：書泉出版社

總 經 銷：朝日文化事業有限公司
電　　話：(02)2249-7714　傳真：(02)2249-8715
地　　址：235新北市中和區僑安街15巷1號7樓

法律顧問：林勝安律師事務所　林勝安律師

出版日期　2013年12月初版一刷
定　　價　新臺幣380元